읽기 전에 지키는 치아 건강 지침서

이살리는치과의 충치·치주·노화 정복 가이드

읽기 전에 지키는 치아 건강 지침서
이살리는치과의
충치·치주·노화 정복 가이드

초판 1쇄 발행 2025. 3. 1.

지은이 강정호, 김성호
펴낸이 김병호
펴낸곳 주식회사 바른북스

디자인 및 편집 Leafff
인쇄 디자인공감

유통/총판 주식회사 바른북스
등록 제2019-0000400호
주소 서울시 성동구 연무장5길 9-16, 301호 (성수동2가, 블루스톤타워)
대표전화 070-7857-9719

ⓒ 강정호·김성호, 2025
ISBN 979-11-7263-959-4 03510

• 파본이나 잘못된 책은 구입하신 곳에서 교환해드립니다.
• 이 책은 저작권법에 따라 보호를 받는 저작물이므로 무단전재 및 복제를 금지하며,
  이 책 내용의 전부 및 일부를 이용하려면 반드시 저작권자의 서면동의를 받아야 합니다.

Cover Illustration: Freepik.com

읽기 전에 지키는 치아 건강 지침서

이살리는치과의 충치 치주 노화 정복 가이드

강정호·김성호 지음

"발치 대신 예방을, 임플란트 대신 관리를"
치아 관리의 A to Z,
지금 시작하면 10년 후가 달라집니다

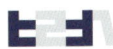

목차

프롤로그	009
인사말	012
이살리는치과의 약속	014
진료항목	016

PART 1
예방 관리
"내 치아, 오래오래 쓰는 법"

001	칫솔질도 기술이다 제대로 닦고 계신가요?	022
002	칫솔 아무거나 쓰면 안 됩니다 내 치아에 맞는 칫솔 고르는 법	024
003	불소치약은 정말 충치 예방 효과가 있을까?	025
004	자일리톨 껌으로 충치를 예방하는게 가능할까?	026
005	입냄새는 대체 왜 나는걸까?	027
006	칫솔질만으론 부족합니다 입냄새 잡으려면 이것까지 챙겨야 합니다	028
007	입냄새 없애는 확실한 방법 따라 하면 효과 100%	030
008	양치만 잘하면 치아 건강 문제없을까?	031
009	치아 건강, 스스로 지키는 가장 확실한 방법	032
010	시린니 치약, 진짜 효과 있을까?	034
011	스케일링, 몇 번 해야 정답일까?	036
012	스케일링이 아픈 이유, 덜 아프게 받는 법	037
013	치아가 닳고 있다! 지금 당장 멈추는 법	038

PART 2
충치
"작은 구멍이 큰 사고 부른다"

001 치료 안 해도 되는 충치?
진짜 괜찮은 걸까, 아니면 함정일까? ······ 042
002 강한 재료가 무조건 좋다? 치과 속설 팩트 체크! ······ 044
003 앞니에 까만 점이 생겼어요! 꼭 치료해야 할까? ······ 045
004 이가 아프면 늦은 걸까? 치아가 보내는 SOS 신호 ······ 046
005 이가 아픈데 참고 버티면 어떻게 될까? ······ 048
006 이에 생긴 흰 점, 미백으로 지울 수 있을까? ······ 049
007 충치 치료 중 임시치아, 꼭 붙여야 할까? ······ 051
008 충치 치료한 치아, 왜 또 아플까? ······ 052
009 충치 치료가 무서워요···
그냥 발치하고 임플란트 하면 안 되나요? ······ 054

PART 3
치주
"보이지 않는 적이 더 무섭다"

001 잇몸이 안 아픈데 치주질환이라고? 정말 가능할까? ······ 058
002 잇몸병 치료, 잇몸 약만 먹으면 해결될까? ······ 060
003 잇몸 질환을 막는 가장 확실한 방법은? ······ 061

004 스케일링 후 잇몸이 더 약해졌다? 오해와 진실　062
005 붓고 피나는 잇몸, 당황하지 말고 이렇게 하세요　064
006 양치를 방금 했는데도 입냄새가 난다면?　066
007 잇몸이 내려가 치아가 길어 보인다
　　　해결 방법이 있을까?　067
008 이가 흔들려요… 이 상태에서도 살릴 수 있을까?　069
009 잇몸에서 고름이 나온다? 그냥 두면 큰일 납니다!　070
010 풍치가 심하면 꼭 수술을 받아야 하나요?　071
011 임플란트한 곳에도 풍치가 생길 수 있다고요?　073
012 풍치 치료 끝났다고 방심 금지!
　　　왜 계속 치과에 가야 할까?　074
013 잇몸 건강을 위해 절대 하지 말아야 할 행동은?　075

PART 4
노화
"내 치아 평생 쓰기 프로젝트"

001 치아도 늙는다? 진짜일까, 아니면 그냥 기분 탓일까?　078
002 이가 시리다면? 충치일 수도, 아닐 수도!　080
003 깨진 어금니도 복구할 수 있을까?　081
004 이미 닳아버린 치아, 다시 되돌릴 방법이 있을까?　083
005 양치를 열심히 하는데도 이는 왜 점점 누래질까?　084
006 치아 미백의 원리는 표백제와 같아요　086
007 미백 치약, 정말 치아를 하얗게 만들 수 있을까?　088
008 회색빛 도는 치아도 미백하면 다시 하얘질까?　089
009 치아 사이가 벌어져서 음식물이 너무 잘 끼어요
　　　해결 방법이 있을까?　090

PART 5
보험
"치아보험 절대로 손해보지 않는 법"

왜 이런 서비스를 하냐고요? 093
그럼 보험사에서 이걸 모를까요? 094
실전 보험가입 시나리오 100
치아보험 특약 용어 103

PART 6
미니쉬
"치아 복구 솔루션"

핵심① 정밀 가공 기술 108
핵심② 재료 : 미니쉬블록 109
핵심③ 접착 기술 110
특징① 자연 치아 손실 최소화 112
특징② 어금니 가능 113
특징③ 예방적 치료와 크랙치아의 복구 114
특징④ 치경부 잇몸 건강 115
특징⑤ 치아 미백 116
특징⑥ 교정 효과 / 교합 개선 / 치아 성형 재건 117

PART 7
인터뷰
"이살리는치과 의사 이야기"

김성호 원장 122

프롤로그

"치아는 평생 동반자입니다."

이 말은 평균 수명 100세를 바라보는 시대에 깊이 새겨야 할 격언입니다. 하지만 우리의 현실은 이상과 거리가 멉니다. 5060뿐만 아니라 세대를 가리지 않고 자연치아를 잃고 있습니다.

저는 20여년 간 임상 현장에서 가슴 아픈 현실과 마주해왔습니다. 대부분의 환자들이 치아가 심각하게 손상된 후에야 치과를 찾아온다는 것입니다. 충치가 깊어지고, 잇몸이 망가지고, 치아가 심하게 닳거나 깨진 후에야 치료를 시작합니다. 그때는 치아를 온전히 살릴 수 있는 골든타임을 놓친 뒤였습니다.

전통적으로 치과 의사는 손상된 치아를 치료하는 데 집중해왔습니다. 저 역시 그 길을 걸으면서 더 나은 치료 방법을 찾기 위해 끊임없이 연구했고, 치아복구 솔루션

미니쉬를 개발했습니다. 하지만 미니쉬를 활용해 '내치아 평생쓰기'를 실현하는 과정에서 한 가지 분명한 결론에 도달했습니다.

그것은 치과 치료의 방향성이 바뀌지 않으면, 자연 치아를 잃는 사람들은 계속 늘어날 것이라는 점입니다. 가장 좋은 치료는 치료 자체가 아니라, 치료가 필요하지 않도록 만드는 것입니다. 치아를 손상되지 않도록 관리하고 예방하는 것이야말로 가장 가치 있는 일입니다.

치과는 더 이상 '아파서 가는 곳'이 아니라, 미리 관리하고 예방하는 곳이 되어야 합니다. 예방과 조기 발견, 최소 침습적 치료를 통해 자연 치아를 최대한 오래 보존하는 방향으로 현대 치과는 나아가야 합니다. 충치와 치주 질환은 한번 발생하면 완전한 회복이 어렵지만, 적절한 예방과 관리만 있다면 평생 건강한 치아를 유지할 수 있습니다.

이 책은 치아 건강을 위협하는 세 가지 주요 원인 '충치, 치주 질환, 노화'에 대한 이해와 함께 예방법과 관리법을 제시합니다. 치아 건강은 하루아침에 이루어지지 않습니다. 오늘부터 작은 습관부터 바꾸면 어떨까요.

이 책이 여러분의 치아 건강을 바라보는 시각을 바꾸고, 평생 자연 치아를 건강하게 유지할 수 있도록 돕는 든든한 길잡이가 되기를 기원합니다.

2025년 2월
강정호

인사말

　치과의사로서 진료하다 보니, 중요한 것은 치료보다 예방과 관리라는 사실을 깨닫게 되었습니다. 문제가 생긴 후 치료하는 것보다, 조기에 발견하고 관리하는 것이 훨씬 더 효과적이고 가치 있는 진료였습니다.

　이러한 깨달음은 기존의 치과 진료 방식에 대한 고민으로 이어졌습니다. '어떻게 해야 자연 치아를 더 오래 건강하게 쓸 수 있을까?' 실병이 악화되기 전, 가능한 앞 단계에서 치료해야 합니다. '왜 이미 질병이 진행된 상태에서야 환자들이 오는 걸까?' 치과에 대한 두려움과 바쁜 현실 때문입니다.

　고민에 대한 답으로 '이살리는치과'를 개원했습니다. 이살리는치과는 기존 치과의 틀에서 벗어나, 발치, 임플란트 진료 없이 말 그대로 '이 살리는 진료'에 집중합니다.

　단순히 아픈 이를 치료하는 곳이 아니라, 치아를 최대

한 건강하게 유지하고 살리는 곳, 환자들이 부담 없이 찾을 수 있는 곳을 만들고 싶었습니다.

많은 사람들에게 치과 방문은 부담스럽고 두려운 일입니다. 치과의 문턱을 낮추고, 누구나 편하게 구강 건강을 관리할 수 있는 환경을 만들고자 했습니다. 바쁜 현대인들이 언제든 치과를 방문할 수 있도록 363일 야간 진료를 도입해 접근성을 높였습니다. 신뢰할 수 있는 진료를 위해 상담부터 진단, 치료, 사후 관리까지 하나의 시스템으로 운영하는 '원장 책임 진료'를 시행하고 있습니다.

평균 수명이 길어지면서 치아 건강을 100세까지 유지하는 것이 더욱 중요해졌습니다. 모든 질환과 마찬가지로, 치과 질환 역시 조기에 발견하고 빠르게 치료할수록 치아를 오래 보존할 수 있습니다. 평생 건강한 치아를 유지할 수 있도록, 예방 관리에 대한 인식을 더 많은 사람들에게 전하고 싶습니다.

앞으로도 여러분의 치아 건강을 지키는 든든한 동반자가 되겠습니다.

2025년 2월
김성호

이살리는치과의 약속

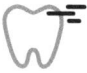

과잉 없는 진료, 통증 없는 진료, 해가 없는 진료

이살리는치과는 썩고, 깨지고, 닳아서 손상된 치아를 더 오래 쓰게 만드는 복구 치료에 진심인 의사가 만든 치아전문 병원입니다. 발치, 교정, 임플란트를 하지 않고 이살리는 진료에만 집중합니다.

모든 상담과 진료를 의사가 직접 합니다

의사가 상담, 검사, 진단, 치료, 예방 등 모든 과정을 도맡아 합니다 위생사는 물론이고 상남실장도 없습니다. 간단한 처치까지도 직접 의사에게 받고 궁금증을 해소할 시간이 환자에게 보장됩니다. 위임진료 없이 진료의 진정성을 전달합니다.

363일 열고 매일 오후 9시까지 진료합니다

추석과 설날 당일을 제외한 363일 문을 엽니다. 환자들은 편한 시간대에 언제든 오실 수 있습니다.

하루 만에 모든 치료가 끝납니다

모든 진료가 1회 내원, 하루 만에 끝납니다. 최소 2회 내원해야 하고 일주일 이상 걸리는 인레이, 크라운 치료도 예외가 아닙니다. 소중한 시간과 치아 건강을 지켜드립니다.

비용 거품을 빼고 환자를 위한 본질에 투자했습니다

체어 2개 규모로 작지만 가장 발전된 기술과 첨단 장비를 활용해 손상된 모든 치아를 탈이 나지 않게 치료합니다. 직원도 클리닉 매니저 1명뿐입니다. 올바른 진료를 부담 없는 가격에 제공하기 위한 조치입니다.

미니쉬와 함께 합니다

800평 규모의 미니쉬치과병원을 30평 치과에 담아내기 위해 수없이 고민했습니다. 기존 의원급에서 시도하기 힘든 최신 장비와 신기술, 운영 등 미니쉬의 시스템을 도입했습니다.

보험 청구는 병원에서 대신 해드립니다

복잡한 치아보험. 전문 지식을 갖춘 의사가 누락 없이 챙겨주고, 귀찮은 청구까지 원클릭으로 진행해 드립니다.

진료항목

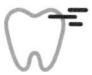

원데이 클리닉

바쁜 현대인을 위해 하루 안에 치과 진료를 마칠 수 있도록 설계된 전문 클리닉입니다. 원내 기공소에서 치과의사와 기공사가 직접 소통하며, 디지털 스캔을 통해 오차 없이 디자인하고 로봇이 정밀하게 수복물을 제작합니다. 인레이는 약 40분, 크라운은 약 90분 만에 완성되며, 진료 후 잠시 휴식하면 치료가 모두 완료됩니다.

원데이 충치 치료(레진 / 인레이 / 크라운 / 미니쉬)

손상된 치아를 하루 안에 복원할 수 있는 정밀 보철치료를 제공합니다.

원데이 잇몸 치료(무통스케일링 / 미니쉬RN / 잇몸 레이저)

잇몸 염증 및 치주 질환을 집중 관리해 건강한 잇몸을 유지합니다.

원데이 심미 치료
(흰점 치료 / 라미네이트 / 치아 미백 / 잇몸 미백 / 치아 성형 / 잇몸 성형)

치아 모양, 색상을 하루 만에 개선하여 자신감 있는 미소를 제공합니다.

✚ 추가 치료(보톡스 / 구강 유산균 / 이갈이 장치 / 잇몸 필러)

구강스파 클리닉

환자의 구강 상태를 정밀히 진단하고 맞춤형 예방 프로그램을 설계합니다. 단순한 치료를 넘어, 구강 건강의 지속적이고 편안한 관리를 경험하세요!

잇몸 관리 패키지
(무통 스케일링 / 미니쉬RN / 잇몸 레이저 / 착색 제거 / 치아 광택)

치석 제거와 치아 표면 세척을 통해 잇몸 염증을 사전에 예방하고 자연스러운 치아 색상을 유지합니다.

➕ 추가 치료(구강 유산균 / 구강세균 진단검사)

잇몸 회복 클리닉

건강한 잇몸은 구강 건강의 기본이자 전신 건강에도 큰 영향을 미칩니다. 최신 치료법으로 통증 없이, 부담 없이 치료해 드립니다.

잇몸 치료 패키지(무통 스케일링 / 미니쉬RN / 잇몸 레이저)

잇몸 감염의 근본 원인을 제거하고 수술 없이 잇몸 조직의 재생을 촉진합니다.

➕ 추가 시술(구강 유산균)

입냄새 클리닉

입냄새는 단순한 불편함을 넘어 구강 건강 이상이나 전신 질환의 신호일 수 있습니다. 입냄새의 근본 원인을 정확히 진단하고 체계적으로 관리하는 전문 클리닉입니다.

충치 치료(레진 / 인레이 / 크라운 / 미니쉬)

입냄새의 주요 원인 중 하나인 충치를 치료해 구강 상태를 개선하고 근본적인 문제를 해결합니다.

잇몸 치료(무통 스케일링 / 미니쉬RN / 잇몸 레이저)

스멀스멀 나는 냄새. 잇몸 질환 때문입니다. 플라그 관리를 통해 구강 내 세균 번식을 억제합니다.

✚ 추가 시술(구강 유산균)

닥터미니쉬

올바른 잇솔질, 치실 사용법 등 일상적인 구강 위생 관리 방법을 교육하고 환자 한 분 한 분에게 최적화된 구강 제품을 추천해 드립니다. 치과 전문의들의 노하우와 최신 기술을 기반으로 믿을 수 있는 제품만을 엄선하여 제공합니다.

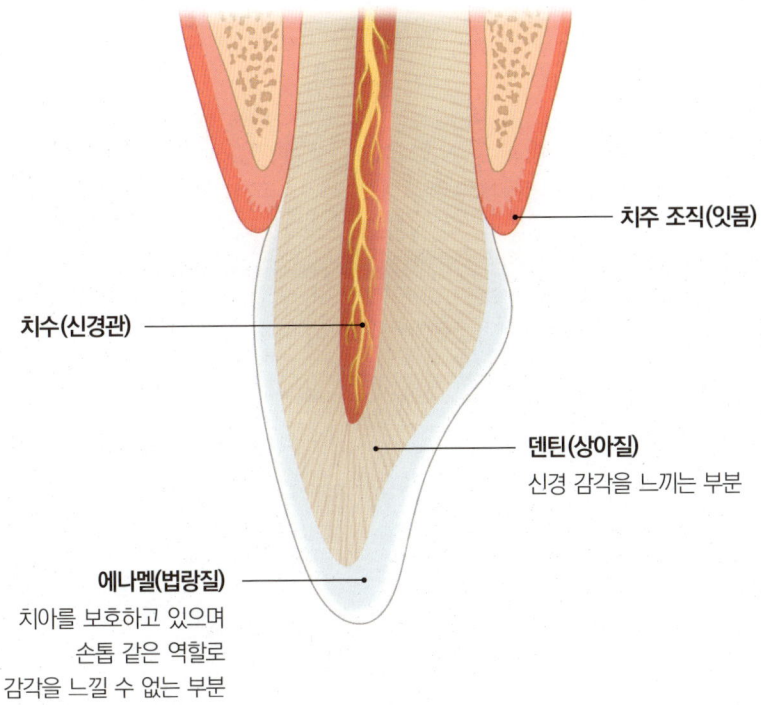

치아의 간략한 구조

- 치주 조직(잇몸)
- 치수(신경관)
- 덴틴(상아질)
  신경 감각을 느끼는 부분
- 에나멜(법랑질)
  치아를 보호하고 있으며
  손톱 같은 역할로
  감각을 느낄 수 없는 부분

PART

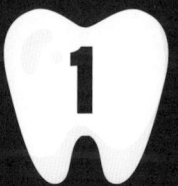

예방 관리
"내 치아, 오래오래 쓰는 법"

001 ▶ 칫솔질도 기술이다 제대로 닦고 계신가요?

세균은 틈새를 좋아해요. 치아와 치아 사이, 치아와 잇몸 사이가 세균이 좋아하고, 또 구강질환이 잘 발생하는 부위에요.

치아 표면을 닦는 칫솔질이 아닌, 틈새를 닦는 '잇솔질'을 실천하세요. 부드러운 칫솔모로 잇몸을 자극하지 않으면서도 세균과 플라크를 제거해 치아와 잇몸 건강을 지킬 수 있습니다.

잇솔질을 꼼꼼히 하면 처음에는 피가 날 수도 있습니다. 놀라지 마세요! 잘하고 있다는 신호에요. 염증이 있던 곳에서 피가 나는 것일 뿐, 2~3일 동안 꾸준히 잇솔질을 하면 피가 멈추고 염증이 가라앉아요.

효과적인 잇솔질 방법

앞니	칫솔모를 치아 틈새에 넣고 잇몸에서 치아 쪽으로 쓸어내리듯 닦습니다.
어금니	칫솔모를 틈새에 넣고 위아래로 닦으며 안쪽도 꼼꼼히 닦습니다.

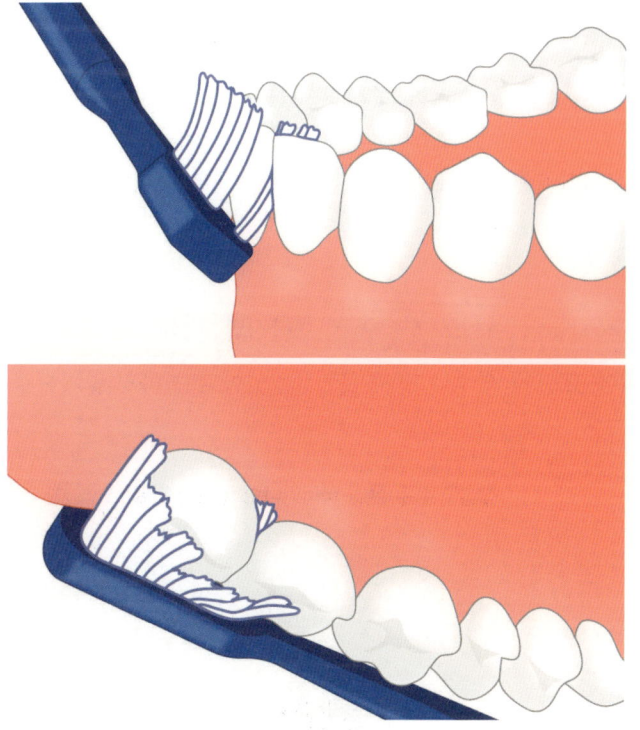

002 ▶ 칫솔 아무거나 쓰면 안 됩니다
내 치아에 맞는 칫솔 고르는 법

구석구석 닦을 수 있도록 칫솔 머리는 작은 게 좋아요.

세균을 효과적으로 제거할 수 있도록 치아 표면에 밀착되는 게 중요해요.

많은 사람들이 미세모 칫솔을 선호하지만, 미세모는 끝이 너무 얇아 치아 표면에 제대로 닿지 못할 수 있어 추천하지 않아요.

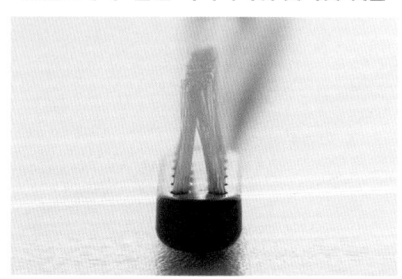

칫솔모가 두 줄인 닥터미니쉬 굿나잇 칫솔

치아와 잇몸 경계 부위에 밀착시키기 위한 두줄모 형태를 추천해요. 치과의사가 개발해서 믿을 수 있고, 부드러운 칫솔모가 잇몸을 마사지해 염증과 출혈을 예방해 줍니다.

003 불소치약은 정말 충치 예방 효과가 있을까?

불소는 충치 예방에 정말 좋아요!

충치유발균을 억제하는 효과뿐만 아니라, 약해진 치아를 회복시키기도 하고(재광화) 치아 표면에 강한 보호막을 형성해 주기도 해요. 불소치약을 구매하실 때는 꼭 불소 함량이 1,400ppm 이상인지 확인하세요.

식약청에서 허용한 최대 농도를 사용해야 효과적이에요. 단, 불소치약은 충치 예방에만 효과적이며 이미 심각하게 진행된 충치에는 불소치약이 효과를 발휘할 수 없습니다.

004 자일리톨 껌으로 충치를 예방하는게 가능할까?

자일리톨은 유명한만큼 충치 예방에 효과적이에요. 자일리톨은 세균이 소화할 수 없는 '모형 밥'이에요. 세균이 좋아하는 당분(설탕)이랑 비슷하게 생겨서 먹지만, 소화하지 못하니 힘도 없어지고 치아를 녹이는 산도 만들어내지 못해요.

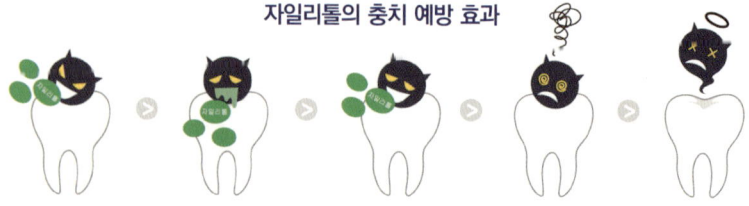

자일리톨의 충치 예방 효과

자일리톨은 충치균이 설탕으로 착각하고 섭취하지만, 소화되지 않아 산을 생성할 수 없습니다. 충치균은 계속해서 자일리톨을 먹으며 에너지를 소모하고, 결국 활동이 약해져 충치 발생을 억제하게 됩니다.

그러나 시중에 판매되는 자일리톨 껌 안의 자일리톨 양은 얼마 되지 않아 만족할 만한 충치 예방 효과를 기대하기는 어렵습니다. 자일리톨 껌 중 일부는 당분이 들어있기도 하고요.

충치 예방 효과를 위해서는 자일리톨 함량이 최소 50% 이상인 제품을 선택하고 껌을 충분히 오래 씹어 입안에서 자일리톨 성분이 작용할 시간을 주는 것이 중요합니다.

005 ▶ 입냄새는 대체 왜 나는걸까?

입냄새가 지속적으로 나면 입안에 문제가 있다는 신호에요. 입냄새는 기본적으로 '세균' 때문에 발생합니다. 위장관계의 문제 때문에 입냄새가 나기도 하지만, 사실 입냄새의 약 85%는 입안 세균 때문이에요.

치아의 충치, 잇몸의 풍치, 혀의 설태 때문에 입냄새가 발생해요. 이미 질병이 진행 중이라면, 이를 아무리 닦아도 입냄새가 계속 나게 됩니다. 치과에서 검진을 통해 정확한 원인을 찾아보세요.

입냄새의 주요 원인 물질

황화수소	계란 썩은 냄새와 비슷하며 일반적인 입냄새의 원인이에요. 자고 일어난 뒤, 흡연 후, 커피를 섭취 후에도 나타날 수 있어요. 양치질과 혀 청소만 잘해도 개선되지만, 잇몸 건강이 나빠지면 수치가 올라가기도 합니다.
메틸머캅탄	썩은 양배추 냄새와 비슷하며 잇몸 질환이 진행 중일 때 생깁니다. 이 냄새는 세균이 활발하게 활동한다는 신호에요. 자가 관리로는 개선이 어렵고 전문적인 치료를 받아야 합니다.

006 칫솔질만으론 부족합니다 입냄새 잡으려면 이것까지 챙겨야 합니다

양치질만 열심히 해서는 입냄새를 완전히 없앨 수 없어요. 혀클리너를 사용해 보세요! 입냄새가 많이 줄어들 거예요.

입냄새의 약 50%는 혀에 붙은 백태 때문입니다. 특히, 혀 안쪽(뿌리)까지 부드럽게 닦아내면 입냄새를 확실히 줄일 수 있어요.

'혀클리너 안 쓰고, 짓솔로 닦으면 되지 않을까?' 생각하기 쉽지만, 오히려 입냄새를 심하게 할 수 있어요. 치약 성분이 혀에 남아 입냄새를 악화시킬 수도 있고, 칫솔모가 혀를 긁어 상처를 내면 오히려 백태가 더 생길 수 있기 때문이에요.

그뿐만 아니라 칫솔에 묻은 혀의 세균이 치아로 옮겨가기도 해요. 칫솔질이 모두 끝나면 마무리 단계에서 혀클리너를 사용해 보세요. 개운한 일상이 펼쳐집니다.

혀클리너 사용방법

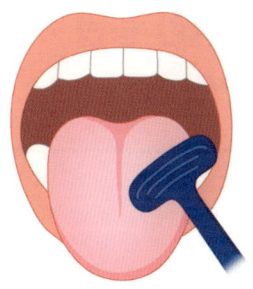 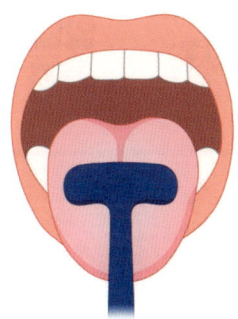

❶ 혀의 가장 깊은 곳, 설태가 가장 많이 낀 곳에 혀클리너를 올린 후 바깥쪽으로 가볍게 3~4회 긁어냅니다.

❷ 혀클리너의 닦는 날 사이의 이물질을 흐르는 물로 닦아낸 후 다시 사용합니다.

❸ 처음 혀클리너를 사용하시는 분들은 혀의 앞쪽 절반 정도만 닦을 것을 권장합니다.

❹ 혀클리너의 사용이 익숙해지시면 혀의 돌기 뒷부분까지 쉽게 사용하실 수 있습니다.

007 입냄새 없애는 확실한 방법 따라 하면 효과 100%

가장 먼저 해봐야 할 건 생활 습관 관리!

물을 많이 마시고(중요합니다), 입냄새를 유발하는 식품들은 피하셔야 합니다. 구강 유산균도 입냄새에 많은 도움이 돼요. 입냄새를 유발하는 나쁜 세균들의 비율을 줄여주거든요. 6개월 이상 꾸준히 섭취하면 입냄새가 줄어든다는 연구 결과도 있습니다.

그래도 입냄새가 계속 난다면 질병이 있는 거예요. 치과에 방문하셔서 충치나 잇몸 치료를 받아보셔야 합니다.

원인이 제거되면 입냄새는 없어질 거예요.
질병이 생기기 전에 주기적인 스케일링과 검진을 받으면 좋겠죠?

008 ▶ 양치만 잘하면 치아 건강 문제없을까?

이론적으로는 그렇지만, 양치질을 제대로 올바르게 하시는 분들은 생각보다 많지 않아요.

충치나 잇몸 질환은 틈새와 잘 닦이지 않는 구석에서 생겨요. 또 사람마다 치아 배열, 형태가 다르기 때문에 양치질만으로는 관리가 어려운 경우도 많아요.

매번 꼼꼼하게 관리하기 어렵다면 3~6개월에 한 번만 치과에 방문해 보세요. 눈에 보이지 않는 문제까지 놓치지 않고 발견할 수 있고, 문제가 있더라도 조기에 발견한다면 치료는 간단해요. 일찍 발견할수록 비용도 저렴합니다.

009 치아 건강, 스스로 지키는 가장 확실한 방법

가장 중요한 건 '습관화'예요. 올바른 방법으로 습관처럼 매일 관리한다면 사실 치과에 오실 필요도 없어요. 하루 두 번 이상, 특히 자기 전에는 반드시 꼼꼼히 양치해야 합니다.

치아 관리는 잇솔질에서 시작해요. 치아 면보다 더 신경 써서 닦아야 하는 부위는 치아와 잇몸 사이의 경계부!

세균은 틈새에 잘 서식하니 틈새를 잘 닦는 칫솔 형태가 좋겠죠? 두줄모 칫솔을 사용하면 더욱 건강하게 관리할 수 있어요.
사람마다 치아 배열, 잇몸 높이 등이 다양해서, 잇솔질만으로는 사실 100% 청소가 되지 않아요. 치실, 치간칫솔, 혀클리너를 함께 사용해 주세요.

치약은 불소치약을 사용하는 것이 충치 예방에 큰 도움이 돼요. 불소는 치아를 강하게 하고 세균 활동을 억제해 충치가 생기지 않도록 도와줍니다. 함량이 1,400ppm 이상인 불소치약을 사용해야 해요.

올바르게 양치하는 습관 외에 식습관 개선도 중요한 부분! 당이 포함된 음식이나 산이 포함된 탄산음료는 충치의 직접적인 원인이에요. 곧바로 물로 입을 헹구거나 10분 뒤 잇솔질을 통해 세균이 활동할 시간을 줄여주세요.

닥터미니쉬 굿나잇 칫솔 사용가이드

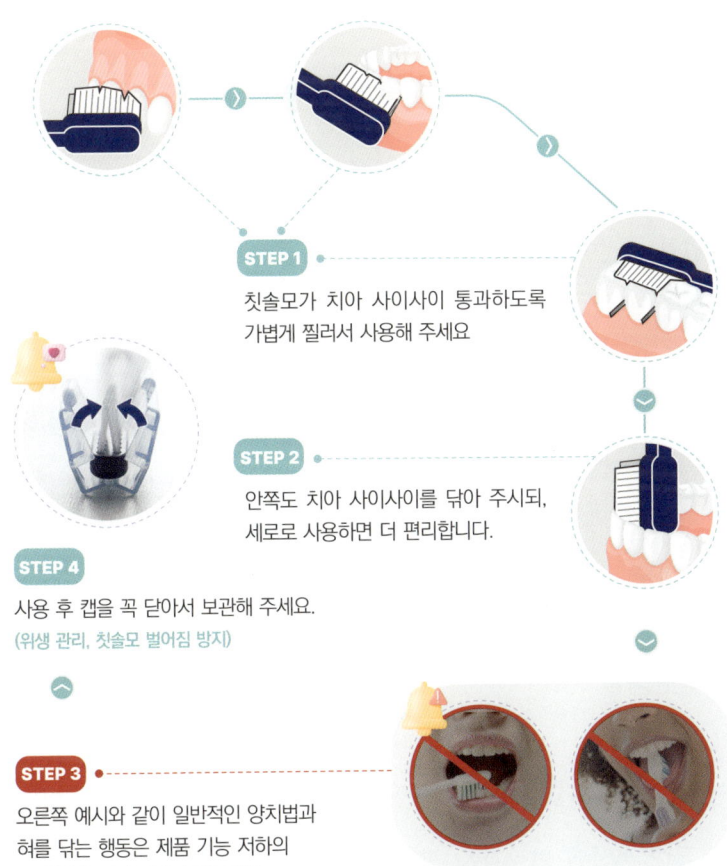

STEP 1
칫솔모가 치아 사이사이 통과하도록 가볍게 찔러서 사용해 주세요

STEP 2
안쪽도 치아 사이사이를 닦아 주시되, 세로로 사용하면 더 편리합니다.

STEP 4
사용 후 캡을 꼭 닫아서 보관해 주세요.
(위생 관리, 칫솔모 벌어짐 방지)

STEP 3
오른쪽 예시와 같이 일반적인 양치법과 혀를 닦는 행동은 제품 기능 저하의 주 원인이 되니 절대 삼가주세요.

010 ▶ 시린니 치약, 진짜 효과 있을까?

시린 '증상'은 사라질 수 있지만, 치료는 되지 않습니다.

치아는 왜 시릴까요? 신경과 미세한 관들로 연결된 상아질이 노출되었기 때문이에요. 즉, 치아 보호막인 법랑질이 손상되었다는 뜻입니다.

시린니 치약은 미세한 관들을 직접 막고 신경을 둔하게 만드는 성분들이 포함되어 시린 증상을 완화합니다.

연구에 따르면 12주간 꾸준히 사용하는 경우 시린 증상이 67% 감소한 것으로 나타났습니다. 효과를 보려면 꾸준히 사용하는 것이 중요해요.

하지만 증상이 사라졌다고 문제가 없어진 건 아니에요. 치과 검진을 통해 손상된 법랑질을 회복시켜 줘야 해요. 일찍 오실수록 치료는 간단해집니다.

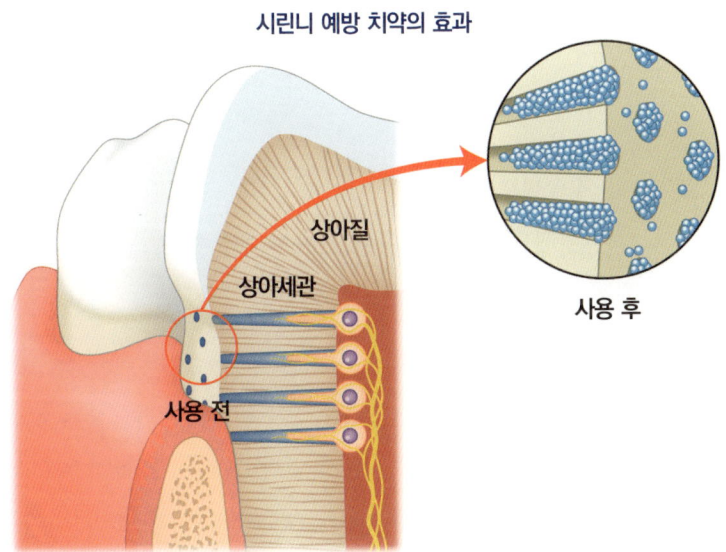

시린니 예방 치약의 효과

011 ▸ 스케일링, 몇 번 해야 정답일까?

일반적으로는 6개월에 한 번을 권장합니다. 하지만 관리 능력, 타고난 건강, 식습관 등에 따라 달라지겠죠?

스케일링은 칫솔질로는 제거되지 않는 치석을 제거해 잇몸뼈가 내려가는 걸 방지해요. 내 치아 평생 쓰기에 가장 기초가 되는 꼭 필요한 예방 관리입니다.

잇몸이 건강하고 잘 관리가 된다면 6개월에 1번씩만 받아도 충분합니다. 반면 치석이 잘 생기는 분, 흡연하시는 분, 잇몸이 약하신 분들은 3개월에 1번 정도로 주기를 짧게 조정하는 게 좋아요.

스케일링을 받는 김에 꼭 검진도 같이 받으세요. 조기에 발견하면 쉽게 치료할 수 있어요.

012 스케일링이 아픈 이유, 덜 아프게 받는 법

스케일링에 대한 두려움이 있다면 에어플로우 스케일링을 고려해 보세요. 기존의 초음파 스케일링은 강한 진동으로 치아를 때려 치석을 제거하기 때문에 불편감을 느끼는 분들이 많았습니다.

하지만 에어플로우는 강한 진동 없이 압축공기와 파우더를 통해 치면세균막을 효과적으로 제거할 수 있어요. 잇몸 라인과 치아 틈새를 부드럽게 청소하면서도 시린 증상이나 통증을 최소화합니다.

저자극, 저통증의 에어플로우 스케일링

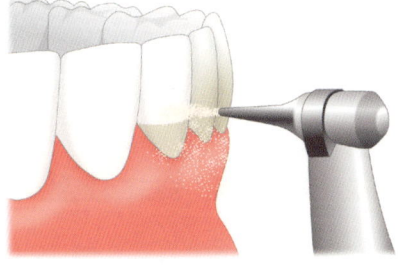

스케일링이 두렵거나 민감한 분들께 추천드립니다. 한번 시도해 보면 더 편안한 구강 관리를 경험할 수 있을 거예요.

013 치아가 닳고 있다! 지금 당장 멈추는 법

치아가 닳는 현상을 '마모'라고 합니다.

어느 정도의 마모는 사실 정상적인 과정이에요. 매일 음식을 먹으면서 치아를 쓰니까요. 하지만 나이에 비해 유독 치아가 많이 닳는 경우가 있습니다. '이갈이'나 '이 악물기'의 습관이 있는 경우에요.

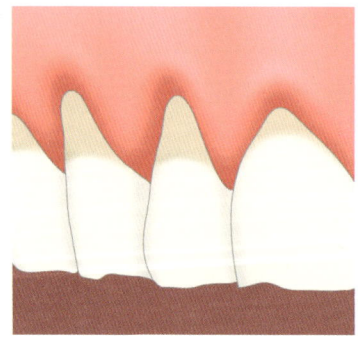
마모된 치아

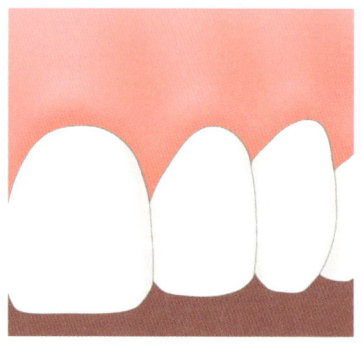
정상 치아

특히 이갈이는 무의식중에 일어나기에 평소보다 3배나 강한 힘으로 치아를 망가뜨립니다. 평생 써야 하는 내 치아를 매일 밤 손상시키고 있는 거예요.

이갈이 자체를 치료하면 좋겠지만 안타깝게도 아직 치료법이 없어요. 사각턱 보톡스를 통해 이를 가는 힘을 줄여주거나 스플린트(마우스피스)를 통해 치아를 보호해 주는 게 최선입니다.

한 번 마모되기 시작한 치아는 점점 더 빨리 닳아요. 더 늦기 전에 치과에 방문하셔서 상담 받아보시기를 추천해 드립니다.

이미 이가 닳았으면 어떻게 할까요? 이건 뒤에 노화 파트에서 설명해 드릴게요.

여기서 잠깐!
이살리는치과는 왜 신경치료를 안 하나요?

1. 치아 수명이 언제 급격히 줄어드는지 아시나요?

라미네이트? 크라운? 정답은 신경치료를 받은 이후예요. 신경치료는 치료인 동시에 치아를 죽이는 과정이기도 합니다. 세균에 감염된 신경을 모두 긁어내 없애거든요.

2. 신경이 없어진 치아, 어떻게 될까요?

영양을 공급받지 못해 푸석푸석해져요. 푸르고 싱싱한 나뭇잎이 바스락거리는 낙엽이 되는 것과 같습니다. 약해진 치아를 감싸기 위해 크라운 치료까지 하고 나면, 안으로는 신경을 제거하고, 밖으로는 치아를 깎아서 남아있는 치아가 거의 없습니다. 치아 수명이 반토막 난다고 보셔도 무방해요.

3. 내 치아 평생 쓰기

이살리는치과는 신경치료까지 가지 않는 것을 목표로 합니다. 방치되어 질병이 커지지 않도록. 부담 없이 가까운 곳에 매일 열려 있습니다. 아파서 오는 병원이 아닌, 아프지 않기 위해 오는 병원을 꿈꿉니다.

PART

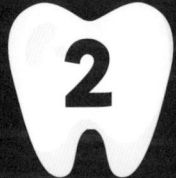

충치
"작은 구멍이 큰 사고 부른다"

001 치료 안 해도 되는 충치? 진짜 괜찮은 걸까, 아니면 함정일까?

충치도 멈춘다는 거 알고 계셨나요?

초기 단계에서 관리가 잘 되는 경우 침이나 불소치약을 통해 충치가 멈출 수도 있어요. 이 과정을 '재광화'라고 하고 멈춘 충치를 '정지 우식'이라고 불러요.

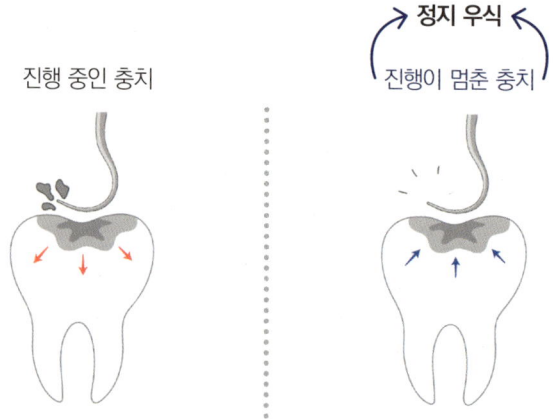

정지 우식은 멈춰있기 때문에 치료하지 않아도 돼요. 하지만 관리가 안 되면 다시 진행되기도 하고, 겉보기엔 작아 보여도 안쪽으로는 충치가 진행되기도 하므로 면밀한 진단이 필요해요.

정지 우식 판단 방법
- 충치 부위가 까맣더라도 단단하고 매끄러운 표면
- 치과 기구로 긁었는데 긁혀 나오는 게 없음
- 엑스레이로 내부 진행 여부를 확인

치료 여부는 충치의 상태와 진행 가능성을 판단해 결정해야 해요. 그러기 위해 중요한 것은 정기검진을 통한 조기 발견입니다.

002 강한 재료가 무조건 좋다? 치과 속설 팩트 체크!

고층 건물들은 조금씩 흔들리게 지어져요. 강한 바람과 지진에도 무너지지 않도록요. 무작정 단단하고 강하게만 건물을 지으면 태풍과 지진 발생 시 문제가 생길 거예요.

음식을 부숴 먹고, 뜨겁고 찬 음식을 먹으며, 이를 갈기도 하는 입안의 다양한 환경에도 문제가 없도록 자연치아도 고층 건물처럼 약간의 탄성을 갖고 있어요.

그런데 여기에 무작정 단단한 재료를 붙이면 어떻게 될까요? 탄성이 없어 쓰다 보면 어느 순간 톡 하고 부러질 수 있어요. 실제로 지르코니아와 같은 너무 단단한 재료를 이용했을 때, 치아에 흔히 일어나는 일입니다. 지르코니아를 씌운 치아도 문제지만 교합되는 반대편 치아도 고통스러워요. 견디지 못하고 점점 닳게 됩니다.

손상된 치아를 복구할 때는 '원래 치아처럼' 복구하는 게 중요해요. 무작정 강한 재료보다 좋은 건 치아 구조와 비슷한 재료입니다.

003 앞니에 까만 점이 생겼어요! 꼭 치료해야 할까?

일반적으로 까만 점이나 선이 보인다면 충치일 가능성이 높습니다.

치료할지 말지는 그다음 문제지만, 충치가 저절로 하얗게 돌아오지는 않아요. 또 과거 충치 치료를 받은 경우 수복 재료와 치아 사이에 미세한 틈이 생겨 까맣게 변할 수 있습니다. 미세한 틈으로 세균이 침투해 충치와 변색을 유발하고 결국 다시 치료가 필요한 상황이 오게 되죠.

좁고 깊게 진행되는 충치의 특성상 겉으로는 작은 점이나 얇은 선처럼 보이더라도 안쪽으로는 깊게 진행되었을 수 있어요. 충치가 깊어지고 손상 부위가 커지더라도 밖으로 보이는 검은 점은 커지지 않거든요.

"작은 충치겠지. 나중에 치과 가면 되겠지" 하며 미루다 보면 충치는 이미 걷잡을 수 없이 커져 있을지 모릅니다.

004 이가 아프면 늦은 걸까? 치아가 보내는 SOS 신호

아프다는 건 상아질까지 드러나서 신경이 느끼게 된 거예요. 즉, 치아 보호막인 법랑질이 이미 손상되었다는 뜻입니다. 2단계 충치일 가능성이 높아요.

하지만 아직 늦지 않았습니다. 신경까지 가기 전에(3단계 전), 치료를 받는다면 자연치아를 보존할 수 있어요.

신경치료를 받는 순간 치아 수명은 반토막이 나게 됩니다.

충치의 진행 단계

1단계	통증 없이 치과에서 간단히 치료 가능
2단계	통증이 시작되고 치료가 어려워짐
3단계	신경 치료가 필요하며 치아 신경을 잃어 약해짐
4단계	충치가 뿌리까지 진행되어 치아를 발치해야 할 수도 있음

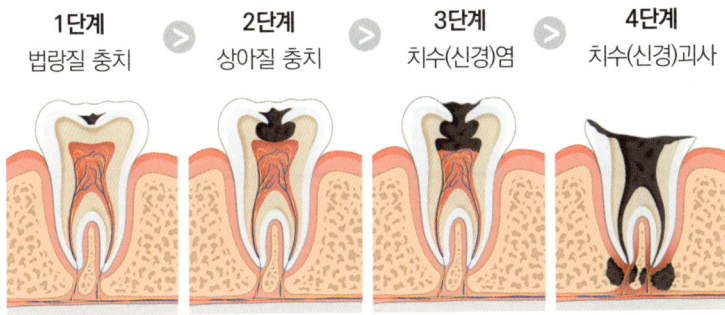

통증은 치아가 보내는 경고 신호입니다. 이를 방치하면 치료가 더 어려워지고 치아를 잃을 위험이 커집니다.

지금 바로 치과를 방문해 정확한 진단과 치료를 받으세요.

005 이가 아픈데 참고 버티면 어떻게 될까?

"아프다가 괜찮아져서 병원 안 왔어요."
많은 환자분께서 하시는 말씀입니다.

충치가 저절로 나았을까요? 통증이 사라졌다는 것은 치아 신경이 감염돼 죽어서 못 느끼는 상태가 된 거예요. 괜찮아졌다고 신경이 감염된 채 방치되면 어떻게 될까요? 뿌리 끝까지 염증이 진행돼 고름이 생기게 됩니다.

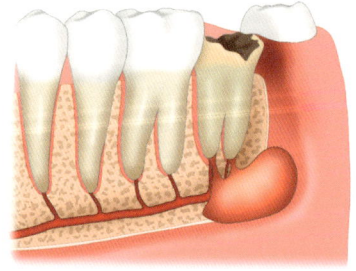

뿌리까지 손상된 치아

이 단계에서는 치아가 제 기능을 하지 못하며 발치를 고려해야 해요. 통증은 치아가 보내는 신호입니다. 참지 말고, 병원으로 오세요!

006 ▶ 이에 생긴 흰 점, 미백으로 지울 수 있을까?

미백을 하면 흰 점이 더 밝아질 뿐입니다. 없앨 수 없어요.

흰 점은 왜 생겼을까요? 치아 가장 겉면의 법랑질 구조가 변해서 그렇습니다. 초기 충치, 과거 충치의 흔적, 불소과복용에 의해 법랑질 구조가 변할 수 있어요.

그럼 어떻게 없애야 할까요? 흰 점의 깊이와 정도에 따라 치료는 달라집니다. 간단히 약제를 발라 없앨 수도 있고, 파내고 치아 색의 레진으로 치료해야 할 수도 있어요.

치아의 형태, 색감, 질감을 모두 개선하며 법랑질을 복구하는 미니쉬 치료가 방법이 될 수 있습니다.

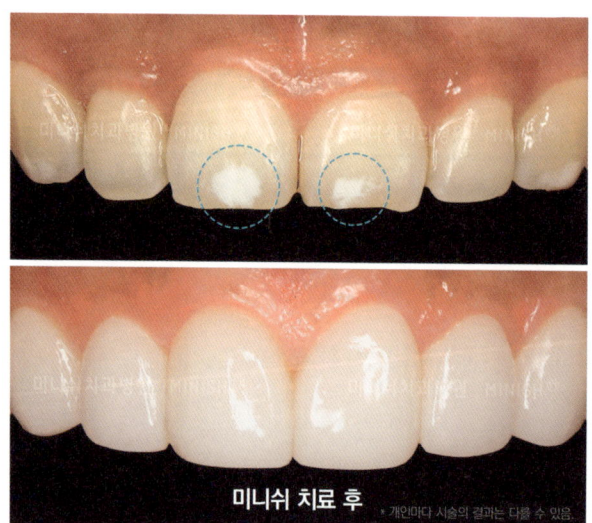

007 충치 치료 중 임시치아, 꼭 붙여야 할까?

임시치아는 꼭 필요합니다. 충치를 제거한 부위를 그대로 놔두면 세균이 침투해서 신경이 더 과민해지고 주변 치아들이 움직여서 보철물이 잘 안 맞게 돼요.

하지만 임시치아는 이름 그대로 '임시'로 만든 치아이기에 부족한 부분이 많을 수밖에 없어요. 미세한 틈새로 여전히 세균이 침투하기도 하고 잇몸에 염증이 생기기도 해요.

임시치아가 빠지거나 깨지는 경우도 많습니다. 가장 좋은 건 하루 만에 충치 치료가 끝나는 거예요.

병원 안에 기공소와 노하우를 갖춘 치과에서는 임시치아를 낄 필요 없이 하루 만에 치료가 가능합니다. 병원을 1번만 오면 돼서 편하기도 하지만 무엇보다 치아에 좋은, 오래 쓸 수 있는 치료입니다.

008 › 충치 치료한 치아, 왜 또 아플까?

뭔가 문제가 생겼으니 다시 아픈 증상이 나타난 거예요. 치료를 받았는데 다시 충치가 생겼다고 해서 '2차 충치'라고 부릅니다.

현미경으로 보이는 세균은 미세한 틈새만 있어도 침투할 수 있어요. 눈으로는 괜찮아 보이더라도, 기존 보철물과 치아 사이에 미세한 틈이 있는 경우 시간이 지나면 2차 충치가 생기고 증상이 나타납니다.

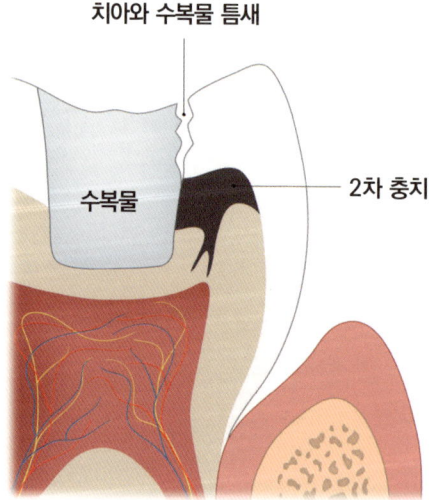

충치 치료를 받을 때, 정밀한 보철물 제작 기술과 접착 노하우가 중요한 이유예요.

이미 2차 충치가 발생했다면 어떻게 해야 할까요? 기존 보철물을 깨끗하게 제거하고 주변 충치까지 정리한 뒤 새롭게 치료해야 합니다. 이미 치료받은 치아를 다시 치료하는 만큼 자연치아를 최대한 보존하는 치료를 선택해야 해요.

치아를 최대한 보존하고 손상된 부위를 복구하는 미니쉬 치료가 좋은 선택이 될 수 있습니다.

009 ▶ 충치 치료가 무서워요… 그냥 발치하고 임플란트 하면 안 되나요?

자연치아 하나의 가치를 돈으로 환산하면 얼마일까요?
미국의 한 연구 결과에 따르면 약 3,000만 원 정도라고 해요.

자연치아를 뽑는다는 건 자동차 한 대를 그냥 버리는 것과 같아요.
단순히 경제적인 가치만이 문제는 아닙니다.

임플란트는 '씹는 맛'이 없어요. 자연치아와 다르게 자극을 느끼는 부분이 없기 때문이에요. 손 대신 의수를 쓰라고 하면 불편하지 않을까요?

자연치아도 좀 더 소중하게 여겨 주시기를 간곡히 부탁드립니다.

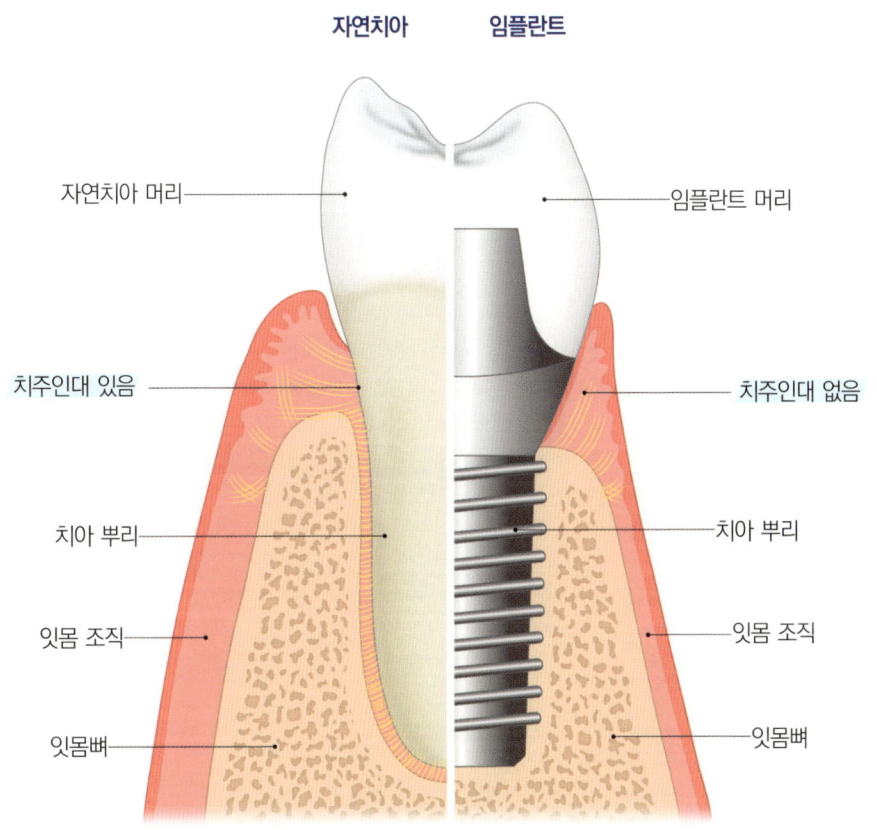

치주인대가 있고 없고가 자연치아와 임플란트의 큰 차이입니다. 치주인대를 통해 기계적 자극을 느껴서 씹는 맛을 즐길 수 있어요.

여기서 잠깐!
이살리는치과가 원데이 치료를 하는 이유는?

치과 치료 왜 이렇게 오래 걸리고, 자주 와야 할까요? 병원과 만드는 곳(기공소)이 분리되어 있기 때문입니다.

이살리는치과는 치과 안에 기공소를 만들었습니다. 치과의사와 기공사가 직접 소통하며 원데이 치료가 가능합니다.

급하게 만들어서 대충 만들어지는 건 아닐까요?
아닙니다.

원데이 치료를 못 하면 임시치아를 하고 있어야 하는데, 이름 그대로 임시로 쓰는 치아입니다. 정확하지도 않고 자주 빠지고 불편해요. 부정확한 임시치아 틈 사이로 세균이 침투하면 치료 후 시큰시큰할 가능성이 높아요. 그.래.서 하루 만에 완벽하게 덮어야 합니다.

하루만에 만드는데 완벽하게 되냐고요?
그럼요.

디지털 스캔으로 오차 없이 디자인하고, 로봇이 정교하게 만들어요. 일반적인 치과에서 오래 걸리는 이유는 사람이 대장장이처럼 하나하나 만들어서 그래요.

그럼, 모두가 로봇을 쓰면 좋을 텐데 왜 못 그럴까요? 이살리는치과의 로봇은 미니쉬테크에서만 공급받을 수 있어요.
로봇만 있다고 되는 건 아니에요. 의사와 매니저는 미니쉬테크에서 직접 교육도 받아야 해요. 미니쉬테크놀로지는 치과의사가 직접 설립한 회사로, 15년 전부터 원데이 치료를 해왔어요.

원데이 치료. 그럼 하루 종일 걸릴까요?
아니에요.

인레이는 40분, 크라운은 90분 정도면 제작할 수 있어요. 진료받고 잠깐 쉬고 오시면 치료가 완전히 끝나요.

PART

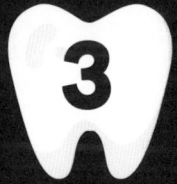

치주
"보이지 않는 적이 더 무섭다"

001 잇몸이 안 아픈데 치주질환이라고? 정말 가능할까?

치주질환이 무서운 이유는, 통증 없이도 진행될 수 있는 '조용한 질환'이기 때문이에요. 특히 초기에는 증상이 뚜렷하지 않거나 전혀 느껴지지 않을 수도 있어요.

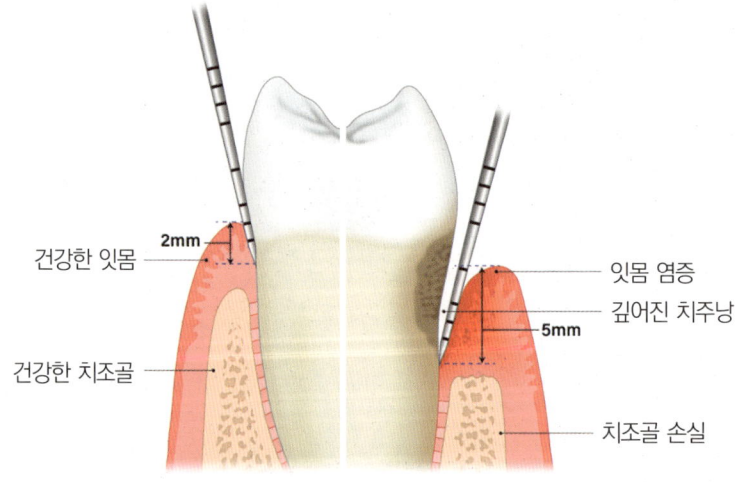

건강한 잇몸과 염증이 생긴 잇몸

치주질환의 초기 단계인 치은염은 염증이 잇몸에만 있는 상황이에요. 피가 쉽게 나고 붓기도 하지만 통증은 없는 경우가 많아요.

더 진행되면 잇몸뼈까지 사라지는 치주염으로 진행됩니다. 입냄새가 심해지거나 치아 뿌리가 드러나는 등 증상이 나타나지만, 이 과정에서도 통증은 거의 없을 수 있어요.

아프지 않으니 방치되어 병이 악화되는 경우가 흔합니다. 사라진 잇몸뼈는 돌아오지 않아요. 증상이 없더라도 꼭 정기검진을 오세요!

002 잇몸병 치료, 잇몸 약만 먹으면 해결될까?

잇몸병이 생기는 원인이 뭘까요? 치석 때문에 잇몸병이 생길까요? 정확히는 치석에 있는 세균이 내뿜는 '독소' 때문에 잇몸병이 발생합니다.

잇몸병을 치료하기 위해서는 세균을 없애야 합니다. 잇몸 약으로 잇몸의 부기나 통증을 줄여줄 순 있지만 세균이 남아있다면 잇몸병은 계속 진행됩니다.

잇몸 약은 치과에서 세균을 제거한 뒤, 낫는 과정에서 도움이 되는 처치입니다. 약 먹었더니 괜찮아졌다며 병원에 오지 않아 병을 키우는 분들이 너무 많아요.

잊지 마세요. 세균을 제거하지 않으면 잇몸병은 저절로 낫지 않습니다.

003 ▶ 잇몸 질환을 막는 가장 확실한 방법은?

관리를 잘하더라도 물리적으로 닳아서 망가지는 치아와 달리 잇몸은 안티에이징이 가능합니다. 관리하기에 따라서 30대에도 70대의 잇몸처럼 망가진 경우도 많고, 70대에도 30대의 잇몸처럼 건강하신 분들도 있어요.

중요한 건 집에서 하는 구강 관리와 더불어 정기적인 치과 검진입니다. 올바른 칫솔, 기능성 치약과 더불어 여러 구강용품을 쓰는 게 구강 관리에 큰 도움이 됩니다.

치과에는 6개월에 한 번씩만 오세요. 가장 확실한 예방법입니다.

꾸준한 관리로 30대 같은 잇몸인 71세 환자

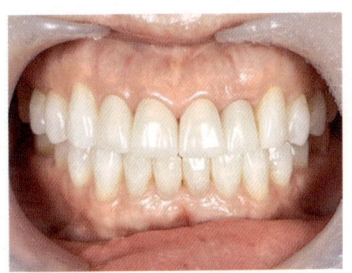

004 > 스케일링 후 잇몸이 더 약해졌다? 오해와 진실

"스케일링하고 나서 시려졌어요"
"스케일링 후 잇몸이 내려갔어요"
스케일링에 대한 가장 흔한 오해입니다.

치석으로 덮여있던 치아 뿌리가 스케일링을 통해 노출되면 일시적으로 시린 느낌이 들 수 있어요. 그렇다고 치석을 방치하면 잇몸뼈는 점점 더 파괴되게 됩니다.

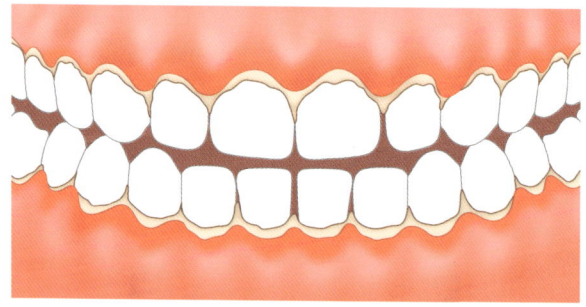

치석 제거 전 모습

치석 제거 후 모습

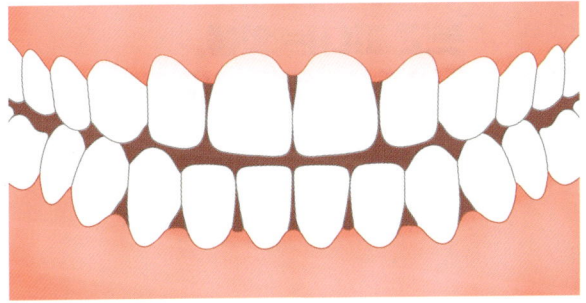

또한 염증으로 부풀어있던 잇몸이 정상 위치로 돌아가면서 잇몸이 내려갔다고 생각하실 수 있어요. 이는 잇몸이 내려간 게 아니라 염증이 사라져 원래 위치로 돌아왔을 뿐입니다.

스케일링은 잇몸을 약하게 하는 치료가 아니라 다시 건강하게 해주는 치료입니다.

005 붓고 피나는 잇몸, 당황하지 말고 이렇게 하세요

잇몸이 붓고 피가 나는 증상은 잇몸에 염증이 있기 때문에 나타납니다.

잇몸(살)에만 염증이 있는 초기 치은염 단계에서는 잇솔질, 무통 스케일링으로 쉽게 회복될 수 있어요. 더 진행돼 잇몸뼈까지 염증이 번진 치주염이 되면 치료도 복잡해지고 회복도 어렵습니다.

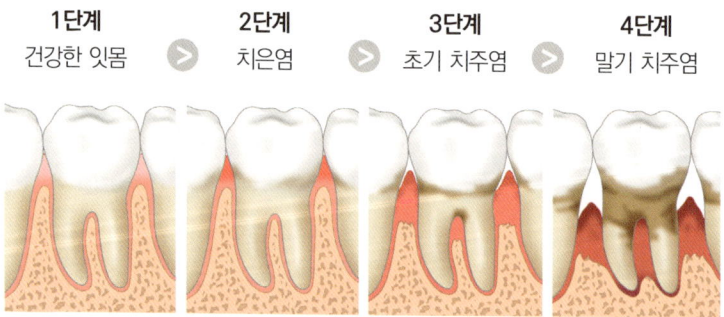

한 번 파괴된 잇몸뼈는 쉽게 돌아오지 않아요. 마취 없이 간단히 치료할 수 있는 치은염과 다르게 치주염은 마취 후 깊이 자리한 치석을 긁어내고 부어오른 잇몸을 잘라내는 치료가 필요할 수 있습니다.

잇몸뼈가 심하게 파괴된 경우에는 뼈이식이 필요하기도 합니다. 방치될수록 치료도 힘들고 비용도 올라가게 됩니다.

병원에 주기적으로 자주 오실수록 치료는 간단해지고 비용은 내려갑니다.

006 양치를 방금 했는데도 입냄새가 난다면?

아무리 양치질해도 입냄새가 난다면 질병이 진행되고 있다는 뜻입니다.

감기보다 흔한 잇몸병 때문에 입냄새가 나는 경우가 많아요. 잇몸병이 치료되지 않으면 입냄새도 사라지지 않습니다. 스케일링 및 잇몸 치료를 통해 근본적 문제를 해결해야 해요.

그 외에도 입냄새는 혀에 있는 설태, 치아에 생긴 충치 때문에도 발생할 수 있어요.

입냄새가 고민이라면 치과에 방문하셔서 올바른 검진 뒤에 원인에 따른 처치를 받으셔야 합니다.

007 ▶ 잇몸이 내려가 치아가 길어 보인다 해결 방법이 있을까?

잇몸이 내려가 길어진 치아는 나이 들어 보이는 원인 중 하나에요. 특히 치아 사이에 생긴 검은 공간(블랙트라이앵글)은 많은 분의 고민이기도 합니다.

안타깝게도 한 번 내려간 잇몸을 다시 올릴 순 없어요. 대신 핑크 미니쉬로 잇몸 라인을 복원할 수 있습니다.

노출된 치아 뿌리를 덮어 민감도를 줄이고 잇몸의 연분홍빛 부분을 유사하게 복원해 긴 치아를 다시 짧아 보이게 하며 검은 공간도 채워줄 수 있어요.

잇몸이 내려가기 전에 미리미리 관리하세요. 올바른 잇솔질 습관과 정기적인 치과 검진으로 충분히 예방할 수 있습니다.

핑크미니쉬를 적용한 케이스

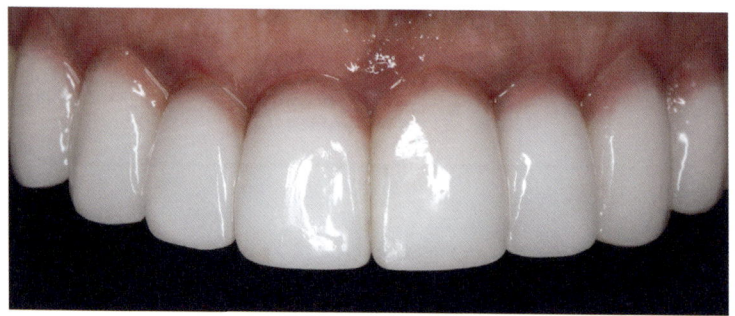

핑크미니쉬는 치주질환으로 잇몸이 주저앉아 치아 뿌리까지 노출된 경우, 미니쉬 수복물 아래에 연분홍 색상으로 잇몸을 표현해 시각적으로 잇몸을 재생한 듯한 효과를 줍니다.

이를 통해 노화된 치아를 재건하고 심미적 문제까지 동시에 해결할 수 있습니다.

008 ▸ 이가 흔들려요… 이 상태에서도 살릴 수 있을까?

이가 흔들릴 정도라면 이미 치아를 잡아주고 있는 잇몸뼈가 많이 손상된 상태일 거예요.

치아를 살리고 싶다면 한시라도 빨리 치과에 가보셔야 합니다. 손상된 정도와 원인에 따라 이를 뽑아야 하기도 하고 살릴 수 있는 경우도 있습니다.

잇몸병의 초기 단계에, 병원에 오실수록 치아를 살릴 가능성도 높아집니다.

자연치아 하나의 경제적 가치는 3,000만 원이라고 합니다.
뽑지 말고, 살리세요.

009 잇몸에서 고름이 나온다? 그냥 두면 큰일 납니다!

잇몸에서 고름이 나온다면, 일단 심각한 상태라는 뜻입니다. 방치하면 치아를 뽑거나 다른 치아까지 망가뜨릴 수 있으니 빨리 치과에 방문해 보세요.

잇몸에서 나오는 고름의 원인은 2가지입니다.

첫째, 충치가 신경까지 진행되어 뿌리 끝까지 염증이 생기면 잇몸을 뚫고 고름이 나올 수 있어요. 신경치료를 통해 신경을 깨끗이 긁어내야 하고 염증이 가라앉을 때까지 여러 번 치과에 방문해야 합니다.

둘째, 급성으로 잇몸병이 생긴 경우입니다. 급성인 만큼 원인을 제거하고 PDRN 주사, 약물을 통해 적절히 처치한다면 금방 좋아질 수 있어요.

010 풍치가 심하면 꼭 수술을 받아야 하나요?

풍치가 심하다는 건, 잇몸 안쪽 깊이까지 문제가 발생했다는 뜻입니다.

눈에 보이는, 잇몸 위에 붙어있는 치석을 '치은연상 치석', 잇몸 아래에 안쪽으로 붙어있는 치석을 '치은연하 치석'이라고 부릅니다.

잇몸 깊이 붙어있는 치은연하 치석을 제거하기 위해서는 어쩔 수 없이 수술이 필요해요. 날카로운 기구를 통해 깊이 있는 치석을 긁어내는 치주소파술을 해야 합니다.

더 깊이 진행된 경우에는 아예 잇몸을 절개 후 치석을 제거하는 치주수술을 해야합니다.

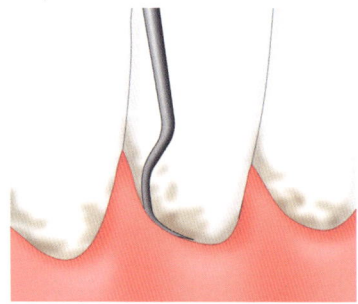

치주소파술

치아뿌리와 잇몸 사이 깊숙이 자리 잡은 염증과 치석을 큐렛을 이용하여 긁어냅니다.

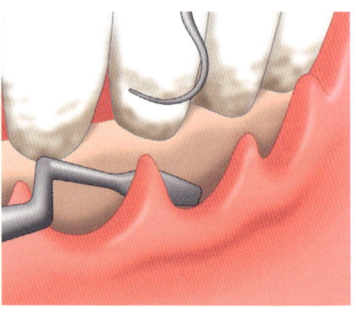

치주수술

치주소파술로 제거가 힘들 정도로 더 깊게 진행된 경우 잇몸 절개 후 염증과 치석을 제거합니다.

6개월에 한 번씩 스케일링만 받더라도 수술까지 받지 않을 수 있어요. 방치할수록 일은 더 커질 뿐입니다.

011 임플란트한 곳에도 풍치가 생길 수 있다고요?

임플란트는 자연치아에 있는 보호구조(치주인대)가 없어서 잇몸병이 더 생기기 쉽습니다. 전문 용어로 임플란트 주위염(Peri-Implantitis)이라고 불러요.

임플란트 역시 평생 쓸 수 있는 건 아닙니다. 오히려 자연치아보다 염증에 취약해서 잘 관리하셔야 해요.

3~6개월 간격으로 정기 검진을 받아야 하며 질환이 의심되는 경우라면 즉시 치과에 방문해 주세요. 꾸준한 관리가 임플란트를 오래 쓰는 비결입니다.

012 풍치 치료 끝났다고 방심 금지! 왜 계속 치과에 가야 할까?

풍치는 감기 같아요(사실 가장 많이 걸리는 병 2위가 감기, 1위가 풍치입니다). 재발하기도 쉽고 증상이 없는 경우도 많아서 정기검진이 필수입니다. 방치돼 흡수되고 약해진 잇몸뼈는 되돌리기 어려워요.

치료를 통해 깨끗해졌다고 하더라도 매일 밥을 먹잖아요? 관리가 안 되는 부위는 다시 치태가 생겨요. 치석과 치태가 48시간 동안 방치되면 치석으로 변하는데, 치석은 칫솔질로는 제거되지 않아 스케일링이 필요해요.

마지막으로 치료보다 중요한 홈케어! 치과에 오셔서 올바른 관리 방법을 배우시는 게 중요합니다.

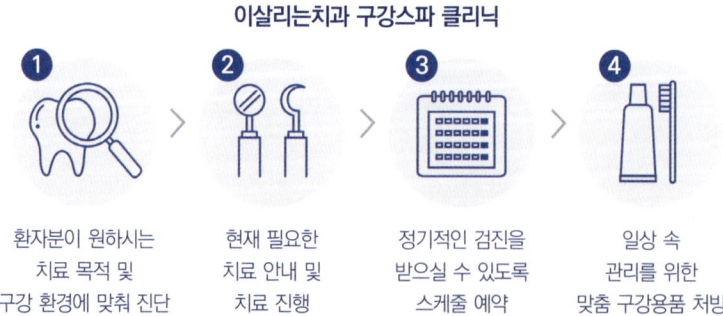

013 잇몸 건강을 위해 절대 하지 말아야 할 행동은?

하루에 3번씩 밥을 먹기 때문에, 귀찮아서 이를 안 닦는 습관이 가장 위험해요. 또 닦더라도 꼼꼼히 닦지 않으면 방치된 부위의 치태가 48시간 만에 치석으로 변해서 잇몸뼈를 위협해요.

구강건조증을 유발하는 습관들도 세균들을 더 활발하게 합니다. 물을 적게 마시는 것, 흡연과 스트레스도 영향을 미쳐요. 특히 나이 드신 분들은 복용하고 계신 약이 많아 타액 분비가 적어요. 무섭다고 치과에 자주 오지 않는 것도 안 좋겠죠?

쉽고 간단하게 해결될 문제를 방치해 발치와 임플란트까지 가는 경우가 너무 많아요. 최소 6개월에 한 번 치과를 방문해 스케일링과 점검을 받으세요.

PART

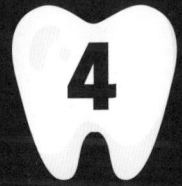

노화
"내 치아 평생 쓰기 프로젝트"

> **001** ▸ 치아도 늙는다?
> 진짜일까, 아니면 그냥
> 기분 탓일까?

모든 신체 구조가 그렇듯, 치아 역시 늙습니다.

가장 먼저 나오는 영구치는 6세에 맹출합니다. 40대라면 이미 30년 이상 치아를 쓰고 있는 거예요.

매일 3끼씩 밥을 씹어먹으며 치아는 물리적으로 손상되고 닳습니다. 씹는 힘이 강한 분들, 이갈이가 있는 분들은 치아가 더 빨리 늙게 돼요. 실제 나이와 치아 나이는 일치하지 않는 경우가 많습니다.

치아 노화로 인한 대표적인 증상

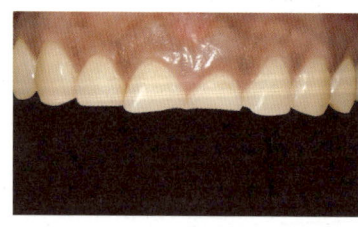 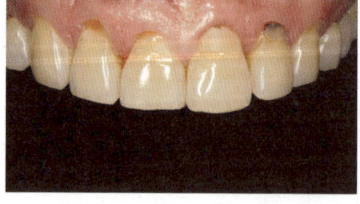

치아마모증   치경부마모증

치아의 노화는 어느 정도 자연스러운 과정이지만 정기적인 치과 검진과 올바른 구강 관리를 통해 진행을 늦출 수는 있어요.

이미 치아가 많이 손상된 경우엔 어떻게 해야 할까요?
손상된 부위와 가장 비슷한 재료로 복구해 주는 미니쉬가 그 해답이 될 수 있습니다.

002 이가 시리다면? 충치일 수도, 아닐 수도!

치아가 시린 원인은 사실 매우 다양합니다.

1. **충치** : 충치 때문에 법랑질이 손상되면 시리게 됩니다.
2. **잇몸 질환** : 잇몸에 염증으로 들뜨거나 퇴축되면 치아 뿌리가 드러나 시리게 됩니다.
3. **치아 노화** : 환자분들은 잘 모르지만 가장 흔한 원인 중 하나입니다.

쾅쾅 씹을 때마다 물리적으로 손상되는 치아는 시간이 지나면 금이 가고 깨져나가게 됩니다. 실금을 따라 시린 증상이 나타나기도 하고 깨진 부위가 시리기도 합니다.

시린 증상은 치아 보호막인 법랑질이 손상되었다는 신호입니다. 치과에 방문하셔서 적절한 처치를 통해 치아가 더 이상 망가지는 걸 막아주세요.

003 ▶ 깨진 어금니도 복구할 수 있을까?

복구할 수 있지만, 깨진 정도에 따라 치료법과 치아 수명이 달라집니다.

뼈보다 단단한 치아가 이유 없이 깨질 일은 거의 없어요. 겉보다 안쪽으로 더 크게 썩는 충치 특성상 마치 싱크홀처럼 한순간에 치아가 깨질 수 있습니다. 치아가 노화되며 실금이 진행돼 깨져나가기도 해요.

치료 방법은 손상 정도에 따라 달라집니다. 손상이 작은 경우 레진으로 간단히 치료하기도 하지만 범위가 커질수록 인레이나 크라운 치료가 필요하기도 해요. 다만 돌려 깎는 크라운 치료의 특성상 자연치아의 보존을 원한다면 미니쉬가 좋은 선택입니다.

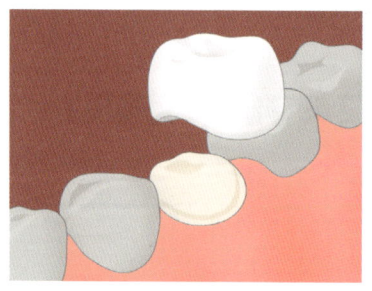 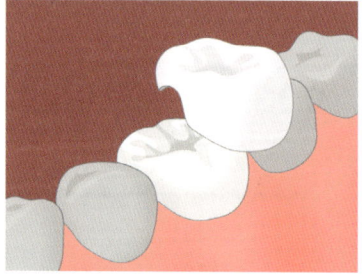

삭제량이 많은 어금니 크라운 　　　불필요한 삭제가 없는 어금니 미니쉬

미니쉬는 불필요한 삭제 없이 깨진 부위와 가장 유사한 재료로 정밀하게 복구합니다. 씹는 힘이 강한 어금니도 초정밀 가공 기술과 접착노하우로 깨지지 않고 오래 사용 가능합니다.

004 이미 닳아버린 치아, 다시 되돌릴 방법이 있을까?

닳은 치아는 빠르게 치료해야 합니다. 치아 보호층인 법랑질 부분이 닳아 사라지게 되면 안쪽의 속살인 상아질이 드러나게 됩니다.

뼈보다 단단한 법랑질과 다르게 상아질부터는 닳는 속도가 급속도로 빨라져요. 그뿐만 아니라 시린 증상도 나타나고 세균 감염에도 취약해집니다.

과거에는 닳은 치아를 치료할 방법이 마땅치 않았습니다. 최근에는 생체모방이론에 입각해 치아의 닳은 부분과 가장 유사한 재료로 복구해 주는 미니쉬로 치료가 가능합니다. 특허받은 정밀 가공 기술과 접착 기술로 닳기 전의 자연치아 상태와 유사하게 되돌릴 수 있습니다.

005　양치를 열심히 하는데도 이는 왜 점점 누래질까?

치아 보호막인 법랑질이 닳아 얇아지기 때문이에요.

치약에는 연마제가 있어 법랑질을 조금씩 닳게 합니다. 또 나이가 들면서 치아가 노화돼 법랑질이 얇아지기도 합니다.

하얗고 반투명한 법랑질이 닳으면 안쪽의 노란 상아질이 비쳐 보이게 돼요. 젊을 때는 이가 하얗다가도 나이가 들면 누래지는 이유입니다.

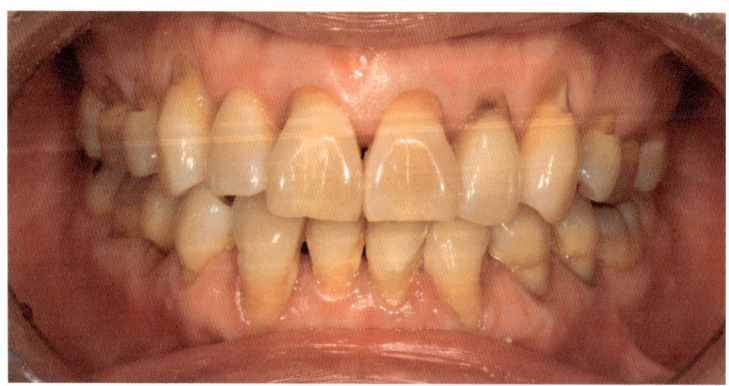

누런 치아는 주름처럼 나이 들어 보이게 하므로 많은 분들의 고민일 거예요.

어떻게 하면 예방할 수 있을까요? 연마제인 이산화규소 성분을 콜로이드성으로 만들어 연마력을 낮춘 치약이 도움이 될 수 있어요. 산성 음식(탄산음료, 과일주스 등)을 먹은 뒤에는 치아가 약해진 상태이니 10분 뒤에 칫솔질하셔야 합니다.

이미 얇아진 법랑질은 어떻게 해야 할까요? 법랑질과 가장 유사한 재료를 사용하여 법랑질 두께를 되돌려주는 미니쉬를 받으셔야 합니다. 다시 깨끗하고 투명한 치아가 될 수 있습니다.

006   치아 미백의 원리는 표백제와 같아요

과산화수소를 통해 착색을 제거하는 과정입니다.

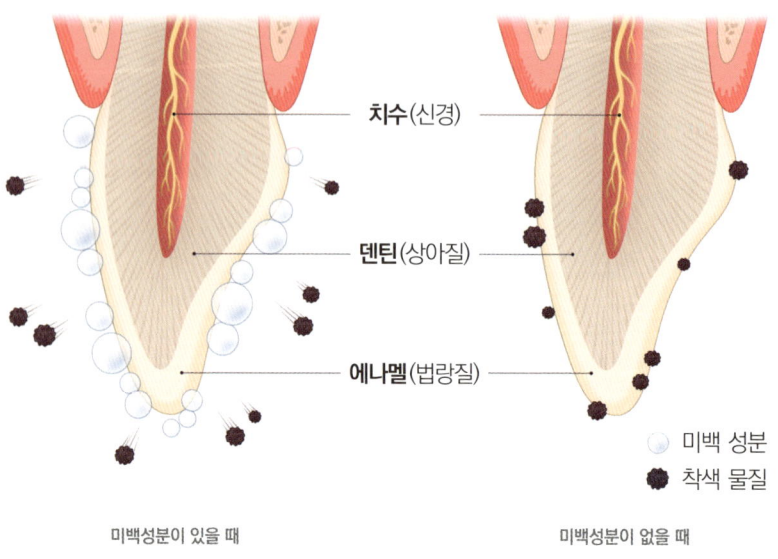

미백 치료 원리

- 치수(신경)
- 덴틴(상아질)
- 에나멜(법랑질)
- ○ 미백 성분
- ● 착색 물질

미백성분이 있을 때   미백성분이 없을 때

과산화수소는 효과가 강력하기 때문에 자가 미백제에는 고농도를 사용할 수가 없어요. 혼자 사용하기에 위험하기 때문입니다.

실제로 자가 미백제의 농도는 3~5%인 반면 치과에서 사용하는 전문가용 미백제는 15%에요. 또한 미백효과를 위해서는 과산화수소가 잘 침투할 수 있도록 깨끗한 치아 표면이 필수에요.

그 외에도 충치가 있는 경우, 기존에 치료받는 부위가 있는 경우에는 미백 후에 치아가 약해지거나 오히려 더 도드라지게 보일 수도 있습니다.

더 안전하면서도 빠르고 효과적인 미백을 위해서는 치과에서 받으시는 걸 추천해 드릴게요.

007 미백 치약, 정말 치아를 하얗게 만들 수 있을까?

미백 치약은 치아 표면의 얼룩을 제거하는 정도에요. 누래진 흰옷에 묻은 먼지를 없앨 뿐이지 다시 하얗게 해주는 효과는 제한적입니다.

미백 치약의 주요 성분은 연마제로, 치아 표면의 착색을 닦아내는 역할을 합니다. 정작 미백에 필요한 과산화수소는 농도가 낮아 그 효과가 미미해요.

강한 연마제로 치아를 닦을 경우 법랑질이 얇아지고 안쪽의 상아질이 비춰 보여 오히려 더 누렇게 보일 수 있습니다.

확실한 미백효과를 원한다면 치과에서 미백 치료를 받는 걸 권해드려요.

008 회색빛 도는 치아도 미백하면 다시 하얘질까?

회색빛 치아는 '약물'에 의한 변색일 가능성이 높아요. 미백으로 좋아지기 어렵습니다.

약물에 의한 변색은 치아가 형성되는 시기에 테트라싸이클린계 항생제를 복용한 경우 발생해요. 이 항생제가 치아 상아질에 침착돼 색을 변화시키기 때문에, 미백으로는 해결이 어렵습니다.

그럼 어떻게 해야 할까요? 치아를 흰색으로 덮어주는 방식의 치료가 필요합니다. 중요한 건 치아를 깎을수록 회색빛이 진해질 수 있기 때문에 최소한으로 치아를 다듬어야 해요.

미니쉬는 불필요한 삭제 없이 자연치아를 최대한 보존하는 치료입니다. 초정밀 가공 기술을 통해 변색된 치아를 덮어줘 자연스러운 색상과 모양을 만들 수 있어요. 원인이 다양한 만큼 치아 변색에 대한 최선의 치료법은 치과에서 정확한 상담을 받아보시는 게 좋습니다.

009 ▶ 치아 사이가 벌어져서 음식물이 너무 잘 끼어요 해결 방법이 있을까?

벌어진 치아는 돌아오지 않아요.

음식물이 자꾸 껴서 불편하다면 치료가 필요한 상황입니다. 치아 사이에 음식물이 끼게 되는 건 가장 무서운 일 중 하나에요. 양옆 치아뿐만 아니라 잇몸까지도 모두 망가뜨릴 수 있습니다.

음식물이 자꾸 끼는 곳은 스스로 관리하려고 해도 쉽지 않아요. 결국 치아에는 충치가, 잇몸에는 풍치가 생기게 돼요.

반복해서 말씀드리지만 방치하지 않으면 쉽게 치료할 수 있어요. 교정 치료, 레진으로 메꾸기, 크라운, 미니쉬 등 치료 방법은 벌어진 정도와 위치, 원인에 따라 달라집니다.

병원에 오셔서 상담받아 보세요.

PART

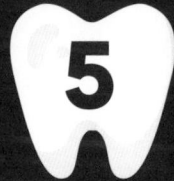

보험
"치아보험 절대로 손해보지 않는 법"

"의사가 먼저 보험 되는지 알려주면 좋겠다."
아파서 치료받은 거뿐인데 보험비 받으려면 뭐 이리 서류가 많은지… 진단서, 영수증, 청구서, 진료비 세부 내역서, 처방전 등등… 이렇게 많은 서류를 내면서도 내가 어떤 보험이 적용되는지도 알 수가 없죠.

어떤 사람이 모든 보험 특약사항을 다 외우고 있겠어요. 저도 치과의사지만 어디 병원 갔다 와서 이런 서류 찾아보고 내는 게 너무 귀찮거든요. 만약 의사가 진료할 때 가입한 보험을 확인하고 바로 청구대행까지 해준다면 얼마나 편할까요? 물론 무료입니다.

복잡하지 않아요. 딱 3단계면 됩니다.

1. 진료 후 즉시 카카오톡으로, 핸드폰으로 개인정보 동의를 하다
2. 보상 내역을 확인한다.
3. 그 자리에서 바로 보험 청구를 한다.

현재 청구는 라이나 치아보험만 되는데 곧 ACE 치아보험, 라이나 실손보험도 추가할 예정입니다.

왜 이런 서비스를 하냐구요?

전 보험사 직원이 아니라 치과의사거든요.
보험사 돈 지키는 것보다 치아를 지키는 게 더 중요해요.
이런 귀찮은 서류작업 때문에 치료를 못 받는 건 말이 안 되죠.

그리고 여러분이 보험금을 빨리 받아야 하는 이유가 있어요. 치아보험의 성격을 먼저 이해하셔야 하는데, 암보험은 암에 걸리면 신체적, 경제적 타격이 크기에 혹시 몰라 보험에 가입하죠.

하지만 치아보험은 보험료에 비해 보장 금액이 많지 않고, 질병에 걸렸을 때 암만큼 위험하지 않아요. 그래서 치아보험은 늦게 받으면 받을수록 내는 돈만 커집니다. 빠르게 보험금을 받고 해지하는 게 유리하죠. 치아보험을 드셨다면 '빠르게 치료받고 보험금을 받아내겠다!' 라고 다짐하시는 걸 추천해 드립니다.

그럼 보험사에서 이걸 모를까요?

당연히 알고 있습니다. 그래서 치아보험은 보험금을 지급하지 않으려고 꼬투리를 잡는 경우가 있어요. 보험금 지급 시 가장 많이 꼬투리 잡히는 부분인데 보통 치아보험 가입할 때 아래 3가지를 물어봅니다.

치아보험 고지의무

❶ 최근 1년 이내에 충치 치료를 받거나 치료가 필요하다고 진단 받은 적이 있습니까?
❷ 최근 5년 이내에 치주질환으로 치아를 발치했거나, 치료했거나, 치료가 필요하다고 진단받은 적이 있습니까?
❸ 틀니를 사용 중이십니까?

만약 얘기를 안 했거나 다르게 말했다면 치아보험 고지의무 위반으로 보험금이 거절되는 경우도 있어요.

여기에 또 조건이 붙죠. 면책기간 90일, 치료에 따라 감액기간 1~2년 동안 보험금 50%

이게 무슨 뜻이냐면 보험 가입하고 90일 동안은 보험금 지급이 안 되고 1~2년 동안은 발생하더라도 50%만 준다는 뜻입니다. 즉, 보험 가입하고 2년 정도 지났다면 빨리 보험금을 받고 해지하는 게 좋아요.

치아보험 고지의무 2번을 보시면 5년 이내에 치주질환 진단을 받았다면 보험금 감액이 되는 경우도 있어요. 반대로 말하면 보험금을 100% 받으려면 앞으로 5년 동안 치주질환이 걸리면 안 된다는 건데… 이상하지 않나요? 일반인이 어떻게 스스로 5년 동안 치주질환에 안 걸린다는 확신을 할 수 있나요.

잇몸이 피 나고 흔들려서 치과에 갔더니 치주질환인데 치주질환이라고 진단을 받으면 보험금이 안 나와요. 이게 무슨 아버지를 아버지라 부르지 못하는 상황인가요.

여기서 하나의 편법이 나옵니다. 여러분이 저를 적극적으로 활용하셔야 해요.

> **다음에 나오는 내용은
> 절대로 보험사 직원이 알면 안됩니다.**

질병은 교통사고처럼 어느 날 갑자기 우연으로 생기는 게 아니에요. 예를 들어, 아래 사진처럼 세균이 덕지덕지 껴있으면 지금은 건강해 보일지라도 분명 언제가 잇몸병이든 충치가 생겨요.

큐레이 진단을 통한 세균 확인

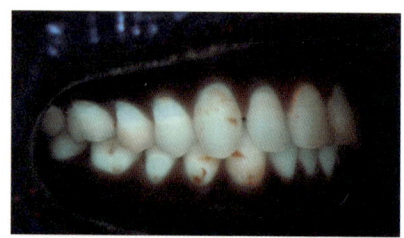

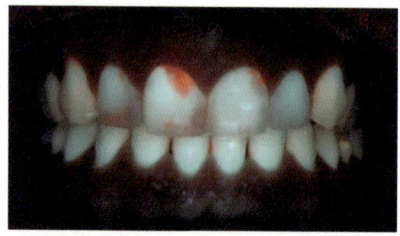

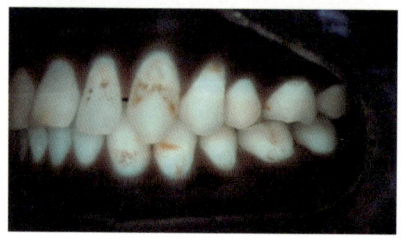

이렇게 여러 가지 검사로 미래의 질병 진행을 예측할 수 있어요 (물론 틀리는 경우도 있습니다).
그럼 여러분은 저에게 물어볼 수 있겠죠?
"혹시… 제가 치주질환이 생길 확률이 높은가요?"라고…
그러면 저는 검사를 해보고 진짜 치주질환 발병 확률이 높으면 그렇다고 말하겠죠? 그리고 나중에 어떤 치료가 필요할 수 있는지도요.

이건 '진단'이 아니에요. 진단은 현재 상황에 대해 판단을 내리는 건데 현재 치주질환에 걸린 게 아니죠. 담배 많이 피우는 사람한

테 '암 걸릴 수 있어요~ 그럼 항암치료 받으셔야 해요'라고 하는 거랑 똑같은 거예요. 즉, 감액 조건에 들어가지 않는다는 거예요.

이때, 보험에 가입하시면 돼요. 물론 제가 어떤 보험 상품을 추천해 드리거나 소개하지는 않습니다. 대신 '어떤 질병의 발병 확률이 높고 나중에 어떤 치료가 필요할 수 있다'라고 말씀드릴 순 있어요.

그럼, 보험에 가입할 때 꿀팁들을 알려드릴게요.

일단 건강보험에 적용되는 항목들은 스케일링, 발치, 틀니, 임플란트 등인데, 스케일링을 제외하면 다 질병이 심각해졌을 때 하는 치료들이에요. 근데 저희가 보험에 가입하는 이유는 심각해지기 전에 치료를 받으려고 하는 거잖아요?

건강보험공단 통계에 따르면 대한민국 10대 질병 중에 3개가 치과 질환이에요.
1. 잇몸 질환
2. 충치
3. 치수염

각 병마다 주로 발병하는 나이대가 다릅니다.
19세 이하 : 충치(26.3%), 치아 발육장애(20%)
20~50대 : 잇몸 질환(35%), 충치(9.1%)
60대 이상 : 잇몸 질환(36.1%), 치수염(10.1%)

따라서, 나이대에 맞게 확률이 높은 질병 치료를 보장받는 게 유리해요.

또 보장되는 치료가 있고, 아닌 치료가 있는데,

주로 보장이 되는 치료

1. 보존치료 : 아말감, 레진, 크라운(빈도 높다)
2. 보철치료 : 브릿지, 틀니, 임플란트(목돈 필요)
3. 영구발거
4. 기타 치료 : 구강검진, 스케일링, 신경치료, 잇몸 치료(소액)
5. 방사선촬영

보장이 안 되는 치료

1. 보장개시일 전에 진단 확정 받은 치료
2. 치아 노화로 인한 마모
3. 심미 목적
4. 문제없는데, 기존 보철물 수리, 복구, 교체
5. 기존에 무치악 부위
6. 보장개시일 전에 치료를 진단 확정 받은 경우
7. 다른 치과 진료를 위하여 임시로 진료한 경우

쉽게 말해,

- 아파서 검사받고 치료받은 건 보장 ○
- 아프지 않은데 받은 치료건 보장 ✕
- 보험 적용되기 전에 진단받은 거는 보장 ✕

입니다.

갱신형 VS. 비갱신형

	갱신형	비갱신형
초기 보험료	낮음	높음
보험료 변동	갱신 시 나이, 위험률 등 재산정	만기까지 보험료 변동 없음
보장 기간	갱신 주기마다 결정	계약기간과 동일

저희의 목표는 뭐였죠? '빠르게 보험금을 받고 해지한다'였습니다. 따라서 일정 기간만 보험을 받을 수 있는 갱신형이 낫습니다.

순수보장형 VS. 만기환급형

만기환급형은 묻지도 따지지도 말고, 거르세요. 순수보장형은 보험 보장에만 쓰이는 대신 환급금이 없고 만기환급형보다 보험료가 저렴해요. 만기환급형은 보험 기간이 끝나면 보험료 일부 또는 전액의 이자를 붙여 돌려받는 거예요. 이걸 좋다고 생각하시는 분들이 많은데 실제로는 이자가 물가상승률보다도 낮을 확률이 높아요. 차라리 적금에 넣으세요.

또, 만기환급형은 보장보험료 + 적립보험료가 있는데 적립보험료는 사업비 등으로 쓰여서 오히려 이상한 데로 새는 경우도 있어요.

결론! 갱신형 + 진단형 + 순수보장형인 보험을 드는 게 좋다.

실전 보험 가입 시나리오

대한민국 성인의 평균 충치 발생 수는 1년에 0.8개입니다.

치료별 평균 금액

	비용(개당)	보험보장액(개당)
아말감	1만원	1만원
레진	10만원	5만원
인레이	20만원	5만원
크라운	50만원	20만원

치아보험 예상 연간 납입 금액

3040 치아보험 예상 연간 납입 금액 : 50만 원

50만 원보다 보험 보장금을 많이 받으려면,
최소 크라운 3개(=보장금 60만 원)
즉, 충치 치료해야 할 치아가 3개 있어야 합니다.

대한민국 성인이 1년에 평균 0.8개 충치가 생긴다고 하니, 보통 사람보다 충치가 4배 정도 잘 발생해야 보험을 드는 게 유리하다는 뜻이에요.

그래서 웬만한 분들은 치아보험을 안 드셔도 되는데 유독 세균이 잘 끼고 병이 잘 생기시는 분들이 있어요. 이유는 유전, 단 거 많이 먹고, 양치 잘 안 하고, 술 담배 많이 하고 등등 여러 가지이죠.

병이 잘 생길지 안 생길지는 타액 점조도 검사, 세균 형광 검사, 세균 분포검사, 세균 가스 배출량 검사 등을 해보면 알 수 있어요.

타액 점조도 검사 : 침이 얼마나 끈적한지 검사. 침이 끈적하면 청소가 잘 안돼 질병이 잘 생깁니다.

세균 형광 검사 : 세균이 내뿜는 포피린이라는 물질을 체크하는 검사입니다. 세균이 뭉쳐있는 곳을 알 수 있습니다.

세균 분포검사 : 입안에는 700여 종의 세균이 있는데 충치균 같은 나쁜 세균, 유산균 같은 좋은 세균이 있습니다. 이 분포를 체크해서 나쁜 세균 수를 줄이는 처방을 할 수 있어요.

세균 가스 배출량 검사 : 세균이 내뿜는 가스가 크게 2종류(황화수소, 메틸머캅탄)인데 메틸머캅탄의 수치가 증가하면 입안에 질병이 진행 중이라고 볼 수 있습니다.

꼭 보험에 들기 전에 검사받아보세요.

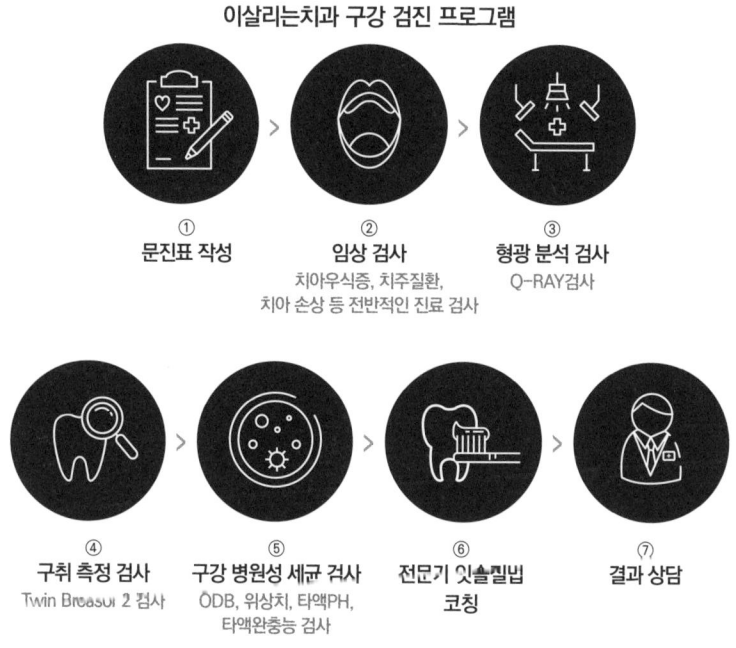

자, 중요하니까 다시 한번!
질병 진단을 받으면 보장이 안 된다고 했어요.
그럼, 검사 했을 때 병이 나오면 안 되겠죠?

검사했는데 병이 안 나오려면? 아프기 전에 미리 와야죠.
충치든, 잇몸병이든, 노화든 심해지면 무조건 시리거나 아프거든요.

그리고 어떻게 해야 하죠? 저를 이용하셔야죠.
앞으로 어떤 질병이 발생할 수 있고 어떤 치료가 필요할 수 있는

지 물어보셔야 합니다. 물론 심각한 분들은 안 물어보셔도 제가 먼저 말씀드리긴 할 거예요. ^^

재미없고 머리 아픈 보험에 대한 긴 글 읽어주셔서 감사합니다. 보험금을 잘 받는 것도 좋지만 애초에 안 아프고 보험료를 안 내는 게 제일 좋죠. 주기적인 검진과 자가 관리로 건강을 지키는 게 최우선입니다. 잘 모르시겠으면 병원 오신 김에 저한테 물어보셔도 돼요.

치아보험 특약 용어

1. **수술특약(종수술비)** : 2008년 이전 생명보험 가입자는 가입되어 있을 것. 2종 수술특약이 치조골이식술에 해당한다. 수술 1회 당 가입 금액 지급

2. **골절 진단비(치아파절)** : 우연, 외래적인 사고로 인해 골절로 진단 확정된 경우. 보험금은 1사고 시마다 지급한다. 하나의 사고로 복합골절 발생 시, 1회에 한하여 지급한다. 충치에 의한 파절은 보장되지 않는다.

3. **부정교합 특약** : Angle 분류 2급, 3급 진단받은 경우

PART 6

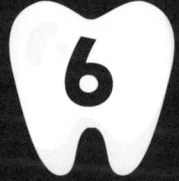

미니쉬
"치아 복구 솔루션"

미니쉬는 치아 복구 솔루션입니다. 자연치아의 물성과 가장 유사한 재료로 수복물을 만든 후 손상된 치아와 접착시켜 원래 내 치아처럼 기능과 심미를 회복시키는 치료입니다.

미니쉬 수복물은 정밀 가공 기술이 적용돼 0.1mm 두께까지 제작할 수 있습니다. 기존의 라미네이트, 크라운 치료보다 치아를 덜 깎아도 돼 보존적으로 치아를 치료할 수 있고 앞니뿐만 아니라 어금니까지 모든 치아에 적용할 수 있습니다.

또한 정밀 가공 기술은 개개 치아의 굴곡에 맞춘 수복물 제작이 가능합니다. 이에 따라 수복물의 적합도를 향상시키고, 치아와 더욱 정밀한 결합을 가능하게 합니다. 치아와 미니쉬 수복물 사이에 세균이 들어갈 틈이 없는 변연봉쇄를 구현해 충치 등의 추가 손상 가능성을 최소화했습니다.

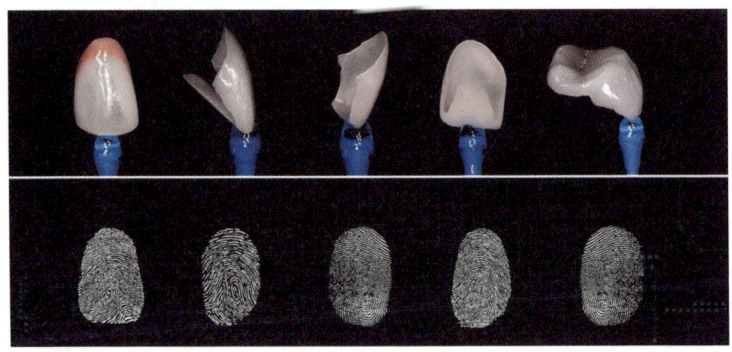

지문처럼 다양한 치아 모양에 맞게 디자인 된 미니쉬 수복물

미니쉬는 생체모방이론(Biomimetics)에 근거합니다. 치아 겉면인 에나멜(법랑질)이 손상되면 에나멜과 유사한 재료로 수복물을 만들고 덴틴(상아질)이 문제면 덴틴과 가장 유사한 재료인 레진을 사용해 원래 치아의 물성에 가깝게 회복시켜 줍니다.

미니쉬는 접착도 특별합니다. 단순히 접착제를 바르는 것에 그치지 않고, 에나멜과 미니쉬 수복물을 화학적으로 한 덩어리가 되게 만듭니다. 수복물이 치아에서 탈락하지 않는 이유가 바로 여기에 있습니다. 미니쉬 접착 기술은 에나멜과 덴틴을 복합체로 만드는 DEJ(dentinoenamel junction·법랑-상아 경계면)에서 개념을 빌려왔습니다.

미니쉬 치료 후의 아름다운 안모는 손상되거나 불편한 치아를 치료한 결과로 얻을 수 있는 상승효과입니다. 미니쉬는 단순히 예뻐지기 위해 건전한 치아를 희생시키지 않습니다. 치아 건강이 최우선 가치입니다.

미니쉬(Minish)는 Minimal Invasive(치아 건강에 해가 되지 않는 최소침습), Natural Image(얼굴과 조화로운 자연스러운 인상) Successful Health(성공적인 치아와 잇몸 건강)의 약자입니다. 이를 위해 미니쉬테크놀로지가 재료의 개발과 공급, 수복물 제작을 관장하는 등 미니쉬솔루션을 제공하고 치료는 미니쉬 멤버스 클리닉에서 진행됩니다.

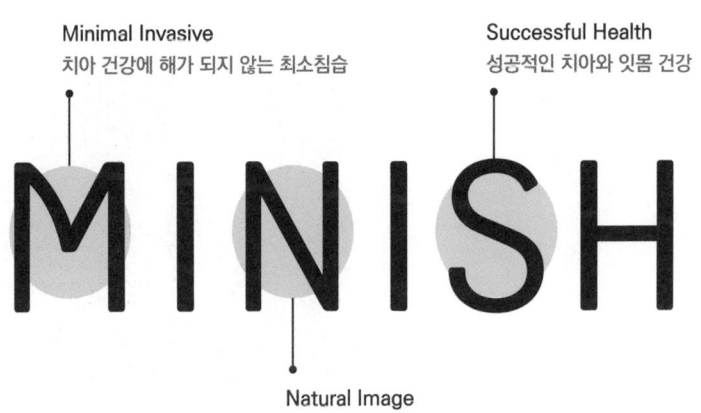

핵심① 정밀 가공 기술

　미니쉬의 독보성은 정밀한 가공 기술에서 시작됩니다. 치아와 수복물이 정밀하게 결합하여 불필요한 치아 삭제가 없으며, 프렙 작업 시 마취가 필요 없을 정도로 삭제량이 적습니다.

　수복물 제작은 초정밀 가공 기술을 적용해 제작됩니다. 50여 명의 기공사들이 16만여 개의 수복물을 제작하며 쌓은 노하우와 의료진과의 즉각적인 피드백 시스템이 미니쉬만의 특별함을 만들어 냅니다.

　가장 큰 차별점은 피니쉬라인이 없다는 것입니다. 일반적인 치료는 수복물 부착을 위해 치아 밑둥에 1mm 두께의 테두리 홈을 만들어야 하지만, 이 과정에서 건강한 치아도 깎이게 됩니다. 또한 이 부위는 세균 증식의 위험이 높습니다. 반면 미니쉬는 치아 외면과 수복물 내면이 완벽에 가깝게 결합되어 피니쉬라인이 필요 없습니다. 이는 기공사에게 높은 숙련도를 요구하지만, 환자에게 최선의 결과를 제공합니다.

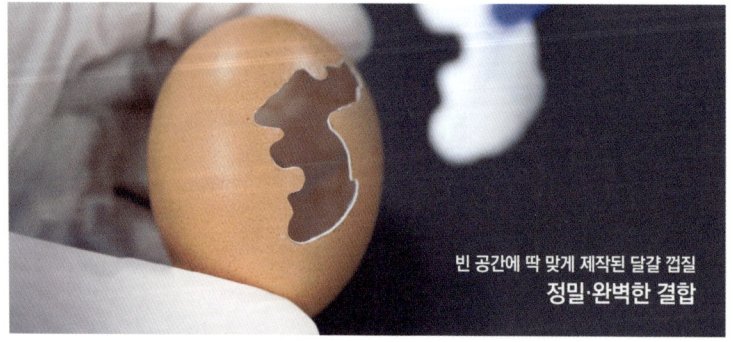

빈 공간에 딱 맞게 제작된 달걀 껍질
정밀·완벽한 결합

초정밀 가공 기술로 한반도 모양의 달걀껍질을 그대로 구현할 수 있다.

핵심② 재료 : 미니쉬블록

　미니쉬블록은 자연치아와 가장 유사한 물성을 가진 세라믹 소재입니다. 생체친화성, 강도, 탄성도, 투명도, 열팽창계수 등 물리적 성질이 자연치아와 매우 유사하며, 특히 제작된 수복물이 매우 얇기 때문에 치료된 치아가 자연치아의 물성에 가깝게 유지됩니다.

　일반적인 인식과 달리, 강도가 센 재료는 오히려 맞은편 치아를 손상시킬 수 있습니다. 실제 임상에서는 강도보다 마모도가 더 중요한데, 미니쉬블록의 마모도는 자연치아와 99% 이상 일치하여 맞닿는 치아를 보호합니다.

　독일의 치과재료 전문기업 비타(VITA Zahnfabrik)와 협력하는 미니쉬테크놀로지에서 독점 공급하고 있습니다.

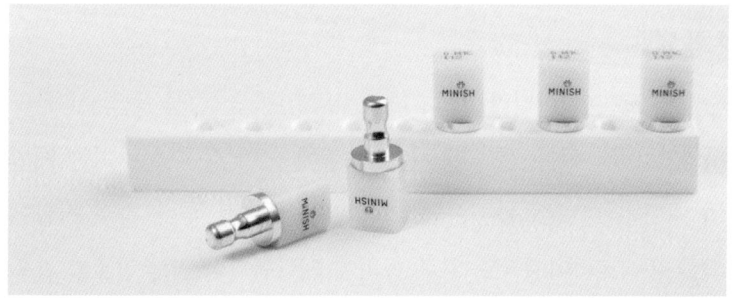

미니쉬블록

핵심③ 접착 기술

　미니쉬 수복물 접착의 첫 단계는 에나멜층의 정리정돈입니다. 불순물을 제거하고 표면을 매끈하게 다듬되, 덴틴이 노출되지 않도록 최소한의 삭제만 진행합니다. 덴틴이 노출되면 수분으로 인해 접착 실패와 탈락 위험이 커지기 때문입니다.

　접착제는 치아의 DEJ(dentinoenamel junction)에서 영감을 받아 매우 얇게 도포합니다. 미니쉬와 치아 사이 간격이 매우 미세하여 소량의 접착제만으로도 충분하며, 이를 통해 화학적 결합이 이루어집니다. 그 결과 자연치아의 에나멜-덴틴 결합력(51.5메가파스칼)과 거의 동일한 수준의 결합력(50메가파스칼)을 달성합니다.

치료 범위

충치 치료뿐만 아니라 파절, 마모, 부식, 변색, 실금 등의 치아 노화와 벌어진 치아, 틀어진 치아, 돌출된 치아 등의 불규칙한 배열의 치아가 미니쉬 솔루션의 대상입니다. 교정 후나 치주 질환에 의한 블랙트라이앵글도 치료 범위에 해당됩니다. 임플란트를 제외한 대부분의 치과 치료에 적용이 가능합니다. 앞니뿐만 아니라 손상된 어금니도 포함됩니다.

치료 과정

  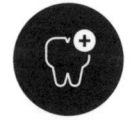 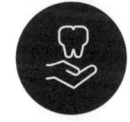

① 의사와 상담   ② 필요시 미니쉬 치료 전 잇몸 성형 및 잇몸 치료   ③ 치아 정돈 후 스캐너를 이용한 인상 채득   ④ 치아 디자인 및 미니쉬 수복물 제작

 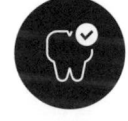  

⑤ 미니쉬 형태와 접착제 색상 체크   ⑥ 미니쉬 결합 및 교합 체크   ⑦ 피팅 체크 및 스마일라인 조정   ⑧ 정기 검진

특징 ① 자연 치아 손실 최소화

　정밀 가공으로 얇게 제작된 미니쉬 치료를 받으면 치아의 갑옷 역할을 하는 에나멜을 불필요하게 깎지 않아도 됩니다. 에나멜은 개인차가 존재하지만, 위치에 따라 1~5mm 두께를 보이며 0.1~0.2mm 두께로 제작되는 미니쉬 수복물은 기존 에나멜에 한 겹 얇게 덧붙이는 게 되므로 자연 치아 손실을 최소화하고 치아 건강을 해치지 않습니다.

　에나멜은 재생되지 않기 때문에 가능하면 필요한 만큼만 삭제하고 최대한 보존해야합니다. 불필요한 삭제로 인한 가장 흔한 부작용은 상아질 지각과민증(시린 이)입니다. 재치료의 대부분이 시린 이 증상으로 내원할 정도입니다. 기존 라미네이트나 크라운을 뜯어내면 상아질 안쪽까지 에나멜이 얇아져 있거나 에나멜이 아예 남아있지 않는 경우가 많이 있습니다.

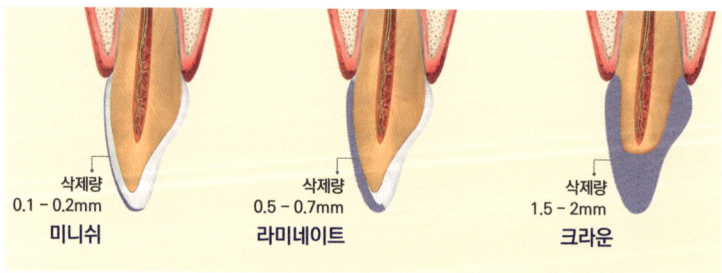

치아 삭제량 비교

특징② 어금니 가능

앞니, 송곳니, 어금니 등 상악과 하악 전체 치아를 수복물로 재건하는 치료를 전악보철수복 치료 혹은 풀마우스 치료라고 합니다. 기존에 크라운으로 전악보철을 하는 경우, 치아 삭제량이 많아 시간이 오래 걸리고 경우에 따라 신경치료를 동반하기 때문에 3~6개월 정도로 치료 기간이 걸렸습니다.

미니쉬는 손상된 부위만 삭제하고 당일 수복물 제작이 가능하므로 최단 3일 이내에 완성 가능합니다. 환자의 시간과 고통을 혁명적으로 줄였습니다.

음식물을 잘게 씹을 때 어금니에 가해지는 힘과 충격은 앞니, 송곳니에 가해지는 힘의 최대 3배에 이릅니다. 그래서 얇은 미니쉬 수복물이 깨져버릴 거라는 주장은 일리 있는 듯 보이지만 임상적으로는 그렇지 않습니다. 정밀 가공과 빈틈없는 접착 기술 덕에 수복물은 얇지만, 접착 후 치아와 한 덩어리가 되기 때문입니다. 7년째 롱텀 팔로우 환자들이 문제없이 사용하고 있는 이유입니다.

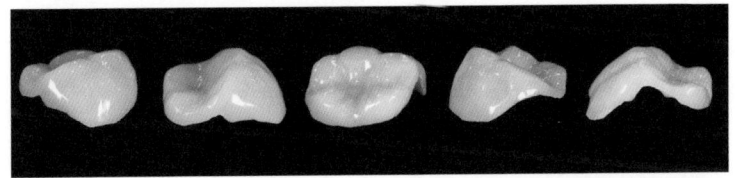

다양한 모양의 어금니 수복물

어금니가 광범위하게 손상된 환자는 일반적으로 강도가 센 재료를 이용한 크라운 치료를 권유받습니다. 그러나 강한 재료는 맞닿는 치아를 망가뜨린다고 앞서 언급했습니다. 일반적인 크라운 치료는 치아 밑둥을 돌려 깎는 피니쉬 라인을 부여하고 수복물을 끼우기 때문에 형태는 복구하더라도 치아 손실이 다량으로 발생합니다. 미니쉬는 이런 부작용과 과도한 삭제에서 자유롭습니다.

특징③ 예방적 치료와 크랙치아의 복구

치아가 처한 구강 환경은 가혹합니다. 습하고 온도와 산성도 변화가 심하며 씹을 때 압력이 발생하는 등 극한의 여건에서 치아는 작동합니다. 생활 습관이나 식습관, 잠잘 때 이갈이와 이 악물기 같은 안 좋은 습관 때문에 마모와 교모, 부식, 치경부마모증 등이 생깁니다. 이 증상의 초기 단계라면 치아 손실을 최소화하는 미니쉬가 효과적입니다.

식습관 때문에 빈번하게 발생하는 크랙(실금)은 일반적으로 치아를 살린다는 이유로 크라운 치료를 권유받습니다. 하지만 환자는 치료받으려고 내원하는데 멀쩡한 치아를 다량으로 깎아야 하는 아이러니한 상황을 마주하게 됩니다.

재료도 문제입니다. 지르코니아, 골드, PFM 등 치아와 물성이 다른 재료를 사용하면 접착이 아닌 합착이 돼 떨어질 가능성이 커집니다. 이러한 의미에서 크랙 치아 치료는 재료의 생체친화성, 치아 최소 손실의 관점에서 미니쉬가 최선입니다.

특징④ 치경부 잇몸 건강

잇몸 가까이 피니쉬 라인(보철마진)을 설정하는 기존의 보철치료는 50마이크로미터 이상의 공간이 생깁니다. 이러한 마진 부위는 혐기성 세균의 서식지가 됩니다. 치은염, 치주염이 생기고 이 닦을 때 피가 나거나 입냄새의 원인이 됩니다.

이와 달리 미니쉬는 피니쉬라인을 주지 않고 정밀하게 결합하기 때문에 치아와 잇몸을 공격하는 세균이 서식할 공간이 거의 없습니다. 잇몸 질환이 현저히 줄어들고 잇몸이 건강해집니다.

스마트폰 액정(손상된 치아)에 보호필름(미니쉬)을 틈새 없이 완벽하게 붙이면 먼지(세균)가 중간에 들어가지 않는 이치와 같습니다. 또한 거칠어진 치아 표면이 매끄럽게 바뀌면서 세균이 달라붙을 여지도 없어집니다. 이미 크라운 치료를 받아 염증이 있는 잇몸도 미니쉬를 하면 잇몸이 건강해지는 이유입니다.

특징⑤ 치아 미백

치아 색상이 어두워지는 이유는 두 가지입니다. 첫째, 치아에 커피나 홍차, 카레 등 착색이 잘되는 음식물에 의해 표면이 오염될 때 그렇습니다. 둘째, 칫솔질과 식습관, 이갈이 등의 이유로 투명한 에나멜이 닳아 노란색의 상아질(덴틴)이 도드라지기 때문입니다.

치아 착색은 미백제로 닦아내면 되지만 에나멜 마모로 생기는 누런이 등의 노화는 에나멜의 두께를 복구해야 합니다. 미니쉬는 치아 색상을 접착제로 색상을 조정하기 때문에 얇아도 본인의 피부톤과 맞출 수 있습니다. 치아가 번쩍번쩍하는 치아 미백이 아닌 자연스러운 안티에이징으로 접근합니다.

특징⑥ 교정 효과 / 교합 개선 / 치아 성형 재건

　틀어진 치아를 가지런하게 배열하는 치료라고 하면 교정 치료가 떠오릅니다. 하지만 1~2년 혹은 그 이상 시간이 걸리기 때문에 병원을 오가면서 발생하는 기회비용, 치간 삭제로 인한 2차 충치 발생, 브라켓을 치아 안팎에 부착해야 하는 불편함과 사회생활에서 겪는 위축감도 우려스럽습니다.

　미세하게 틀어진 치아라면 미니쉬로 치아의 색상 및 형태, 모양, 크기와 교합까지 단 하루 만에 개선할 수 있습니다. 다만, 발치 교정이나 악교정 수술이 필요하다면 신중한 진단과 치료계획이 요구됩니다. 정상교합이 아니라면 교합 개선도 함께해 치아 본래의 기능을 회복할 수 있습니다.

　법랑질 형성부전증, 테트라사이클린 변색, 유치의 만기 잔존, 왜소치 등의 선천적인 치아 이상도 정상적인 형태로 회복하는 치아 재건도 가능합니다.

미니쉬 후 자연스러운 얼굴 변화

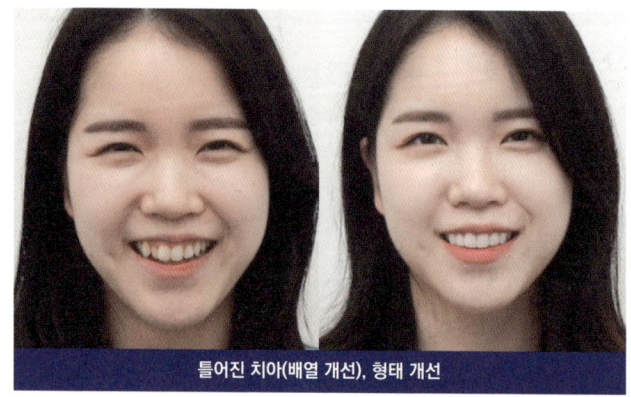

틀어진 치아(배열 개선), 형태 개선

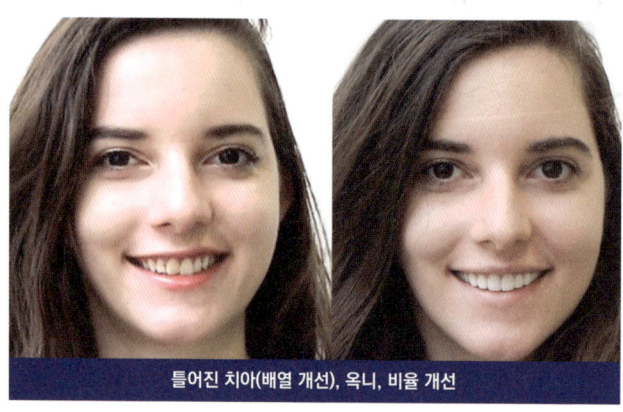

틀어진 치아(배열 개선), 옥니, 비율 개선

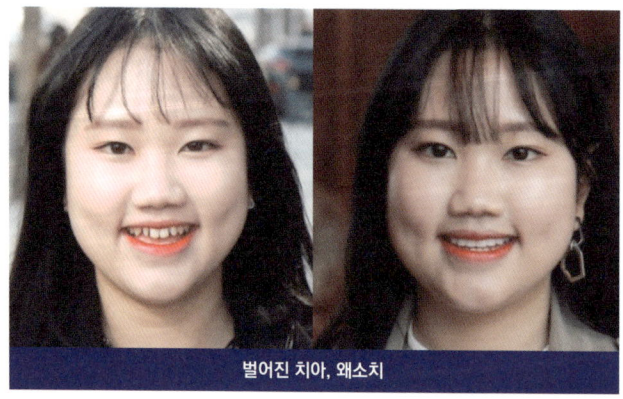

벌어진 치아, 왜소치

이살리는치과의 충치·치주·노화 정복 가이드

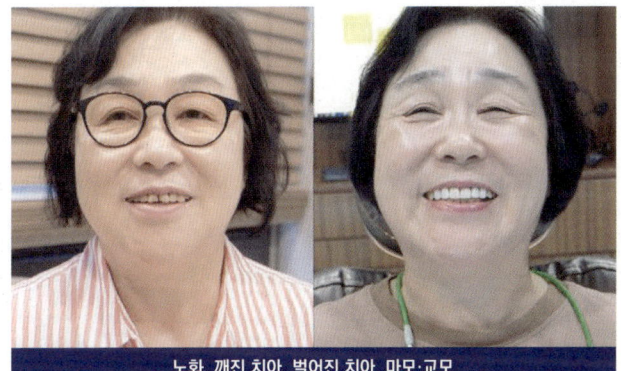
노화, 깨진 치아, 벌어진 치아, 마모·교모

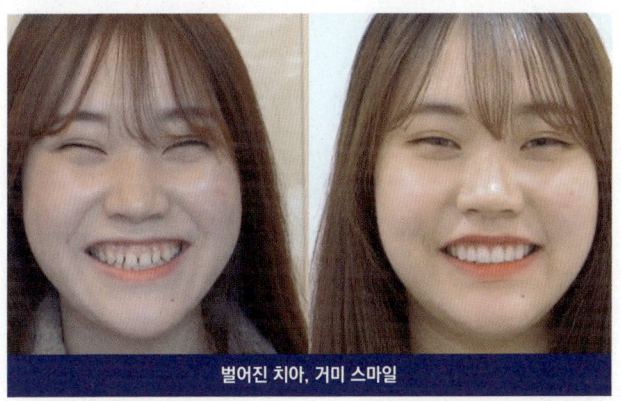
벌어진 치아, 거미 스마일

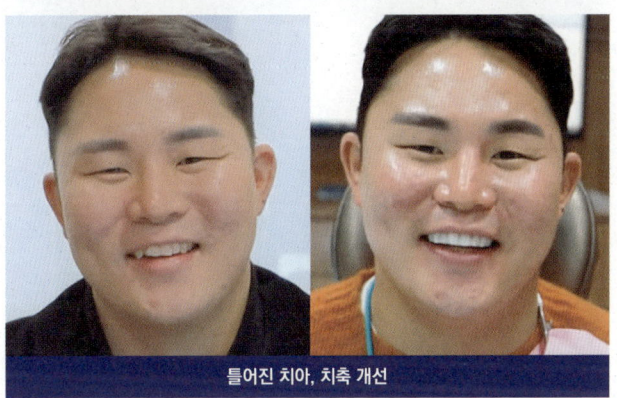
틀어진 치아, 치축 개선

PART

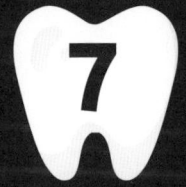

인터뷰
"이살리는치과 의사 이야기"

치아 살리는 치료에 진심…
위임진료 없이 363일 문연다

김성호 원장이 새로운 도전에 나섰습니다. 자연치아 살리기는 진료에 집중하기 위해 미니쉬치과병원을 떠나 선릉역 인근에 이살리는치과의원 선릉점을 개원했습니다.

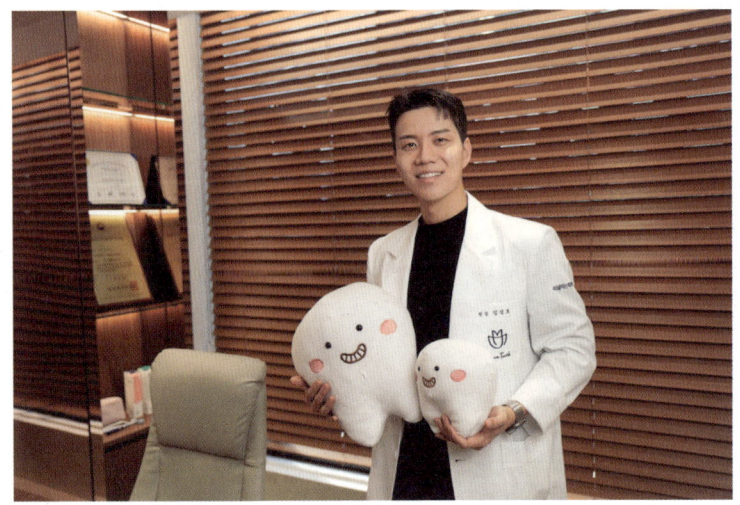

김성호 원장

김 원장은 손상된 치아를 원래대로 복구하는 치료도 의미가 있지만, 치아가 손상되지 않는 단계에 주목했습니다. 예방, 관리, 잇몸 재생, 이살리는 치료를 중심으로 한 새로운 형태의 치과를 구상했고 더 많은 환자가 건강한 치아를 평생 유지할 방안으로 '이살리는 치과'를 열었습니다.

Q 이살리는 치과의 진료 분야는.

A 이 살리는 진료만 합니다. 발치 치료, 교정 치료, 임플란트 치료는 하지 않고 이를 살리는 데 집중합니다. 우리 병원은 가볍게 다가갈 수 있는 진료들로 구성했습니다. 예방 관리, 충치 치료, 풍치 치료, 입냄새까지 이렇게 4가지 진료가 중심입니다.

Q 진료 항목을 제한한 이유가 있나요.

A 제가 잘할 수 있는 진료에 집중하고, 가장 좋은 재료를 쓰고, 가장 고도화된 기술과 노하우를 사용할 수 있기 때문입니다. 크라운으로 끝날 치료를 임플란트를 권유할 필요도 없고, 진료 과목이 아니기 때문에 할 수도 없어요. 과잉 진료 문제도 원천적으로 차단됩니다.

Q 다른 병원으로 가는 경우도 생길 거 같아요.

A 저희도 못 살릴 것 같다, 최선을 다해봐도 안 될 것 같다고 하는 사례들은 다른 치과에 가셔서 편하게 치료를 받으시면 됩니다. 제휴 병원으로 연계할 수 있고, 저희가 모든 걸 할 수는 없으니까요.

Q '이 살린다'는 의미를 어떻게 정의하고 있나요.

A 잇몸뼈가 녹아내리고 뿌리까지 썩은 상태에서 치아를 살리는 것은 아주 지난한 과정입니다. 저는 충치가 작을 때, 잇몸이 그나마 건강할 때, 잇몸뼈가 조금만 녹았을 때 이를 살리자는 것입니다. 방치하면 너무 늦으니까 관리하고 꾸준히 와야 한다. 피부 관리하듯이 말이죠. 시리지 않은 스케일링, 잇몸 재생이 가능한 PDRN 등으로 건강하게 할 수 있어요.

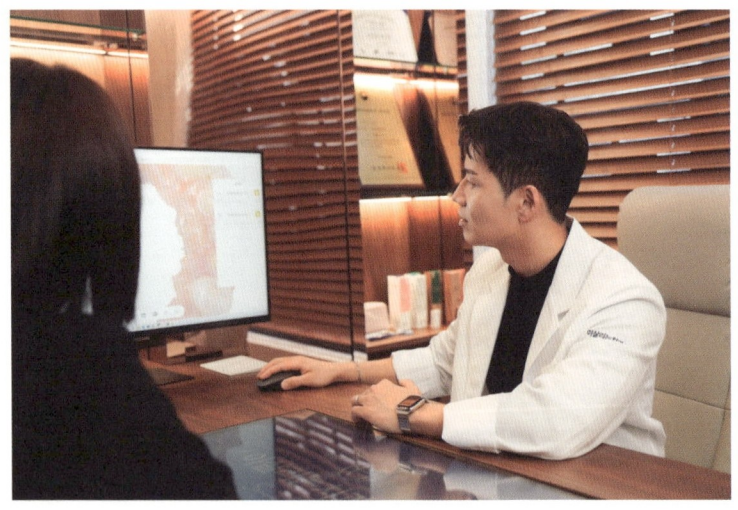

환자와 첫 대면은 치료 체어가 아닌 상담책상에서 시작한다.

Q 병원 운영의 원칙이나 철학은 무엇인가요.

A 환자들이 병원에 오는 이유가 뭘까요. 의사에게 정확한 설명, 정확한 치료를 받으려는 것 아닐까요. 대표 원장이 상담부터 진단, 치료까지 직접 해야 한다고 생각합니다. 그렇게 하면 치료의 가치도 올라갈 거예요. 최신 장비를 활용해 진료 스탭의 도움 없이도 의사 혼자 진료할 수 있는 진료실을 세팅했습니다. 제가 수납까지 직접 할 정도로 모든 걸 합니다.

Q 위임진료 없는 치과가 가능할까요.

A 위임진료는 안타깝지만, 대한민국 치과업계의 현실입니다. 현실적인 한계로 일부 과정은 위생사에게 넘기고 상담실장이 상담과 설명을 맡는 등 위임이 어느 정도 돼야 병원이 돌아갑니다. 실제 진료실에서는 위임 과정에서 의사소통 오해가 발생할 수 있고, 원인을 모르고 지시한 대로 위임진료를 하다 보면 디테일이 떨어지는 경우가 허다합니다.

Q 의사가 모두 관여하면 장점은 무엇인가요.

A 진료실 겸 상담실에는 의사와 환자밖에 없습니다. 이렇게 되면 의사는 상담 단계에서 환자의 불편감을 직접 듣고 적절한 진단과 치료 계획을 세울 수 있는 장점이 있습니다. 치료 땐 전체적인 진료의 흐름을 파악하고 있어서 문제점을 파악하기 쉽습니다. 진료 후에는 환자의 궁금증이 해소될 때까지 Q&A를 진행하게 됩니다.

Q 진료하는 의사의 만족감도 높아질 거 같아요.

A 진료 완성도에 최고의 가치를 둘 수 있어요. 치료계획을 깔끔하게 짤 수 있어요. 진료할 땐 내 가족을 치료하듯 정성을 다합니다. 환자가 돌아가면 더 나은 진료를 위해 치료 과정을 복기하면서 점검하는 시간을 충분히 갖습니다. 환자가 행복해하는 모습에서 긍지와 자부심을 느낄 수 있을 거 같아요.

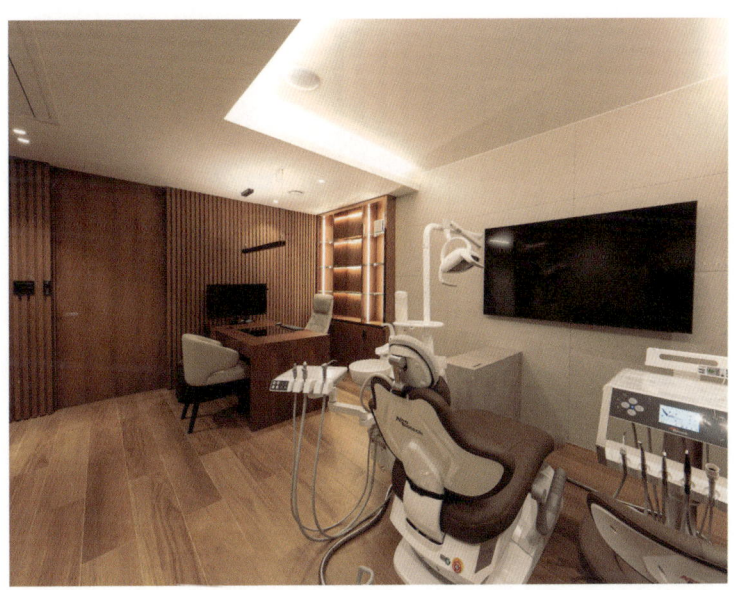

상담실과 진료실이 하나인 일체형 인테리어

Q 363일 문을 여는 이유는 무엇인가요.

A 환자들이 언제든 올 수 있는 병원이어야 된다고 생각했습니다. 그래서 363일 야간 진료를 해요. 공휴일이라고 아픈데 못 가고 쉬는 날이라고 못 가고 회사가 늦게 끝났다고 못 가면 너무 힘들잖아요. 저는 치과를 자주 오는 곳으로 만들고 싶어요. 그러려면 항상 열려 있어야 합니다. 6시 넘어 퇴근하고도 오실 수 있고 주말에 아프시면 주말에 오실 수 있도록 늘 열려 있는 병원을 만들고 싶어요.

Q 체력이 견딜 수 있을지…

A 의료진 걱정은 하지 않아도 됩니다. 의사 2명이 주당 3.5일씩 번갈아 근무하면서 워라벨을 유지합니다. 그래야 최상의 컨디션으로 환자를 성의 있게 진료할 수 있습니다. 더 좋은 의료서비스를 제공하기 위한 시스템입니다.

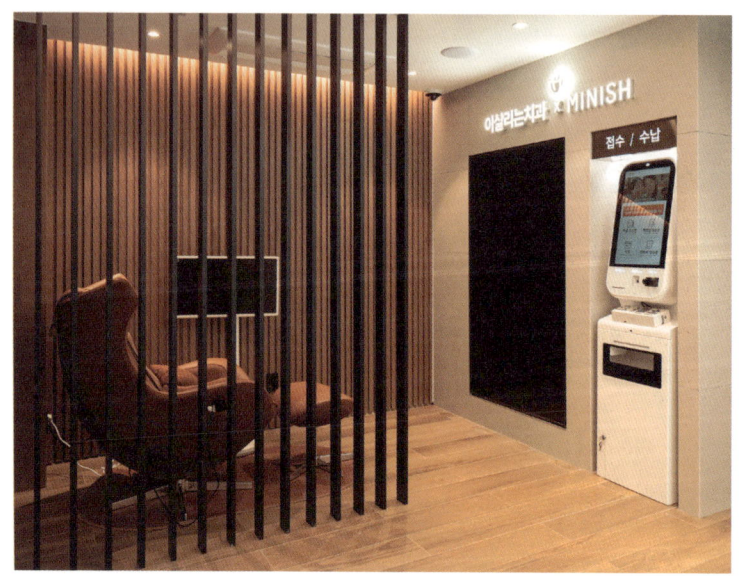

접수와 수납은 키오스크에서 가능하다.

Q 원데이 치료는 무엇인가요.

A 진료실만큼 큰 공간이 기공실이에요. 원데이 치료가 되려면 첨단장비와 숙련된 인력과 노하우가 필요해요. 제가 미니쉬치과병원에서 일하면서 미니쉬의 원데이 시스템을 많이 차용했습니다. 크라운 치료를 예로 들어볼게요. 일반적으로 임시치아를 만들고 외부 기공소에 맡기고 다시 붙이는 과정에서 2회 이상 내원, 1주일 이상의 시간이 걸려요. 하지만 저희는 원내 기공소에서 만들기 때문에 가능합니다.

Q 다른 치료도 원데이로 가능한가요.

A 깨지고 닳아서 시린 치아, 누렇고 나이든 치아를 더 오래, 건강하게 만드는 복구 치료도 하루 만에 가능합니다. 치아 복구 솔루션인 미니쉬를 활용한 치료들입니다. 흰 반점이나 까만 점이 있는 치아도 하루 만에 해결해 드리려고 합니다.

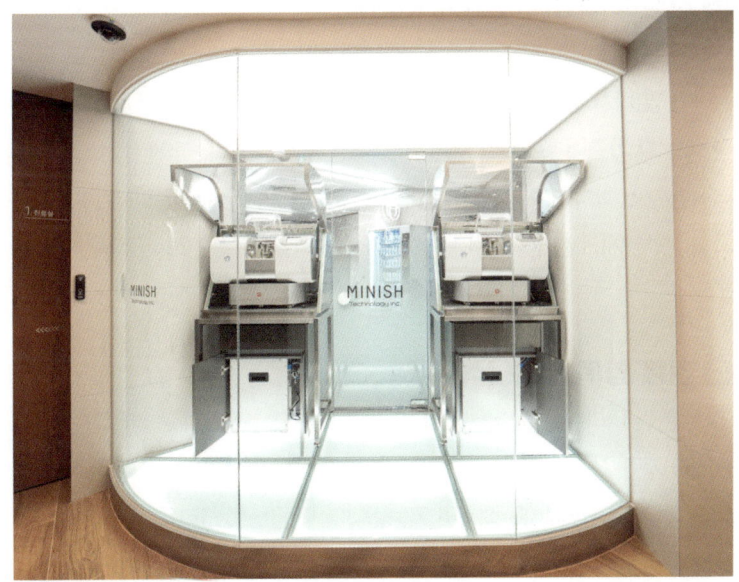

원데이 치료가 가능한 이유는 미니쉬로봇이 원내에 있기 때문이다.

Q 병을 키우는 경우가 많다고 들었어요.

A 이가 아파도 참을 만해서, 두려워서 차일피일 치과 방문을 미루다 보니 병을 키운다고 생각해요. 좀 아프다가 괜찮아진 건 상황이 더 악화된 경우가 많거든요. 우리 몸이 그냥 적응한 거지 치료도 받지 않았는데 괜찮아질 리가 없잖아요. 처음에 증상을 느꼈을 때, 우리 몸에서 신호를 주는 거죠.

Q 환자들이 착각한 것이군요.

A 환자가 크게 오해하는 게 본인이 느끼는 증상이 질병의 진행 단계와 비례한다고 생각하는 것 같아요. 실제로는 많이 아프다고 증상이 더 심한 것도 아니고 안 아프다고 괜찮은 것도 아니에요. 천천히 만성적으로 진행되면 뿌리밖에 안 남을 때까지 썩는데도 안 아프다고 해요. 빠르게 급성으로 진행되면 살짝 금 간 건데도 너무 아파요.

Q 진료비 책정은 어떻게 되나요.

A 치료는 한번 할 때 제대로 잘해야 합니다. 최악의 경우에는 충치로 때운 치아가 탈 나서 신경치료받고, 크라운 씌웠다가 부러져 임플란트를 하게 됩니다. 저렴한 가격에 현혹돼 겪어야 하는 고통과 시간 낭비, 불어나는 비용이 합리적일까요. 아니면 처음부터 최신 기술, 최신 장비를 활용해 의사가 치료 전 과정을 책임지고 한 번에 끝내는 치료가 합리적일까요. 싼 게 비지떡입니다.

Q 진료 항목에 미니쉬도 있는데.

"많은 분이 미니쉬는 치아를 많이 안 깎고 예뻐지는 진료라고 생각하는데, 맞는 말이지만 사실 조금 더 큰 개념에서 봐야 한다고 생각합니다. 미니쉬는 앞니뿐 아니라 어금니에도 적용이 가능합니다. 어금니도 크라운 대신 미니쉬를 통해 삭제량을 최소로 가져가면서 치료할 수 있다는 얘기죠. 건강하게 예뻐진

다는 측면에서 저희 쪽에서도 당연히 미니쉬 진료를 할 예정이고요. 어금니 손상이 많이 된 경우 일반적으로는 크라운 치료를 받을 수 있지만 누군가 내 치아를 정말 오래 쓰고 싶고, 치아를 덜 깎고 싶다면 크라운보다 비용이 더 많이 들더라도 미니쉬를 제시해 선택할 수 있게 해드리고 싶어요.

Q 미니쉬의 장점은 무엇인가요.
A 미니쉬는 손상된 치아를 본래 치아와 가장 유사하게 복구하는 솔루션입니다. 치아 재생은 아직 불가능하지만, 치아와 가장 비슷한 미니쉬 블록을 사용해 손상된 부분만 최소한으로 치료할 수 있습니다. 기존 치료와 달리 치아 삭제량을 줄이고, 본래 치아처럼 복구하는 것이 미니쉬 치료의 핵심입니다.

Q 원장님의 최종 목표는 무엇인가요.
A 우리의 수명이 현대에 와서 급격하게 늘어났지만, 그에 비해 치아 수명은 이를 따라잡지 못했어요. 치아의 수명은 평균 수명 50세이던 시절에 머물러있어 50대만 넘어가면 임플란트가 없는 분들이 없습니다. 100세까지 산다면 치아도 100세까지 쓸 수 있게 하는 게 목표입니다. 질환을 조기에 발견하고 빨리 치료하면 오래 쓸 수 있는 확률도 높아집니다. 이미 질환이 진행된 상태라면 최대한 오래 쓸 수 있게 도와드리고 싶습니다.